ÉTUDE

SUR LA

BRONCHOTOMIE PRÉLIMINAIRE

PAR

Léo-Léonard REDON

Docteur en médecine de la Faculté de Paris,
Ancien externe des hôpitaux de Paris.

PARIS
A. PARENT, IMPRIMEUR DE LA FACULTÉ DE MÉDECINE
29-31, RUE MONSIEUR-LE-PRINCE, 29-31

1878

ÉTUDE

SUR LA

BRONCHOTOMIE PRÉLIMINAIRE

PAR

Léo-Léonard REDON

Docteur en médecine de la Faculté de Paris,
Ancien externe des hôpitaux de Paris.

PARIS

A. PARENT, IMPRIMEUR DE LA FACULTÉ DE MÉDECINE

31, RUE MONSIEUR-LE-PRINCE, 31

—

1878

A LA MÉMOIRE DE MON PÈRE

A LA MEILLEURE DES MÈRES
Hommage de vive affection et de profonde reconnaissance.

A MA TANTE A. DELHOSTE

A MES FRÈRES

A MA SŒUR MARIE

A MES PARENTS

A MES AMIS

ÉTUDE

SUR LA

BRONCHOTOMIE PRÉLIMINAIRE

INTRODUCTION

DÉFINITION. — CONSIDÉRATIONS GÉNÉRALES.

La *bronchotomie préliminaire* est l'opération par laquelle le chirurgien établit une ouverture, soit à la trachée artère, soit au larynx, soit à ces deux canaux en même temps, afin de mettre le malade dans des conditions favorables pour supporter une ou plusieurs opérations ultérieures définitives.

Dans la *trachéotomie*, ce sont les quatre ou cinq premiers anneaux de la trachée artère qui sont incisés ; dans la *laryngotomie* ce sera la cartilage thyroïde sur la ligne médiane ; dans la *laryngo-trachéotomie*, on incise seulement les deux anneaux supérieurs de la trachée et le cartilage cricoïde ; la *crico-thyrotomie* est l'incision de la membrane crico-thyroïdienne.

Remarquons que préliminaire ne veut pas dire préventive, adjectif dont on se sert quelquefois. Néanmoins nous emploierons indistinctement dans le cours de ce travail,

Redon   1

et pour nous conformer à l'usage, les expressions de bronchotomie préventive, préliminaire, préalable, provisoire, etc.

Nous avons à faire l'histoire de la bronchotomie précédant une autre opération, d'où il suit que nous n'avons pas à l'étudier dans les cas d'inflammations aiguës, chroniques ou diathésiques, qui ne réclament pas le secours de la chirurgie; telles sont les laryngites aiguës, la laryngite striduleuse, l'œdème de la glotte, la laryngite nécrosique, la laryngite syphilitique du début, le croup.

Dans certains cas, nous verrons des maîtres illustres suspendre provisoirement leurs manœuvres, dans le cours d'une opération pratiquée sur les voies aériennes, parer à une menace de suffocation justement provoquée par cette opération elle-même, en incisant la trachée ou le larynx, puis reprendre les choses au point où ils les avaient laissées, accomplissant ainsi leurs opérations en plusieurs temps, rendus distincts par la nécessité qui s'est fait sentir de porter avant tout un prompt secours au malade. A proprement parler, ces cas n'entrent pas directement dans notre sujet puisque, avant de porter l'instrument sur la région malade, l'opérateur ne songeait nullement à l'obligation d'une trachéotomie. Toutefois, loin de passer ces faits sous silence, nous allons soigneusement nous en emparer, afin de montrer tous les avantages de l'ouverture des voies aériennes en certaines circonstances.

Avant d'aller plus loin, disons que, après avoir cherché et fait chercher les faits, nous sommes resté convaincu que ce principe de la bronchotomie préliminaire, justement considéré comme un des fleurons de la médecine opératoire contemporaine, appartient essentiellement aux chirurgiens français et anglais. Si, des années après leurs travaux, des médecins allemands se sont emparés de cette idée féconde pour la transformer, se l'approprier entièrement, suivant leur habitude, l'honneur en reviendra toujours aux maîtres qui ont nom Pelletan, Blandin, Ehrmann, Bell, etc.

Avant de commencer ce travail, nous sommes heureux de trouver l'occasion d'exprimer toute notre reconnaissance à notre excellent maître, M. le professeur Verneuil, pour la bienveillance qu'il nous a toujours témoignée.

Que MM. les docteurs Mandl et Fauvel veuillent bien recevoir aussi l'assurance de notre vive gratitude pour l'obligeance avec laquelle ils nous ont communiqué plusieurs faits intéressants.

Enfin, nous ne saurions trop remercier tous nos maîtres dans les hôpitaux de Paris, MM. les docteurs Laboulbène, Gérin-Roze, Damaschino, Lépine et plus particulièrement M. Nepveu, chef de laboratoire à l'hôpital de la Pitié, pour les utiles conseils qu'ils n'ont cessé de nous prodiguer pendant le cours de nos études médicales.

Notre savant ami, le docteur Charles Poché et M. Frétin, étudiant en médecine, ont mis à notre disposition leurs connaissances approfondies de la langue allemande. Nous les remercions sincèrement pour leur gracieuse amabilité.

M. Halloran, des États-Unis, nous a traduit plusieurs observations anglaises.

L'ouverture artificielle de la trachée a été conseillée dès la plus haute antiquité pour parer aux accidents asphyxiques et permettre l'entrée de l'air dans les poumons.

Elle fut pratiquee, pour la première fois avec succès, par Brassavole au commencement du seizième siècle, mais jusqu'au commencement du dix-huitième les chirurgiens s'abstiennent d'y avoir recours, redoutant la blessure des cartilages du larynx et de la trachée, dont ils considéraient la cicatrisation comme impossible. Depuis les deux mémoires de Louis, l'opération de la trachéotomie devint d'un usage de plus en plus répandu.

L'opération vraiment préliminaire a été préconisée par Bell, Ehrmann; toutefois, avant eux, Pelletan fit une trachéotomie préalable, avant d'inciser le cartilage cricoïde, pour un corps étranger du larynx. Depuis, Blandin, Roux, et un grand nombre de chirurgiens profitèrent de cette opération.

Les observations nombreuses déposées dans les archives de la science et dont nous nous sommes entouré, nous montrent que la bronchotomie préliminaire a été faite principalement à deux points de vue : 1° pour permettre au malade de respirer plus facilement pendant ou après l'opération fondamentale; 2° pour éviter l'écoulement de sang dans les voies aériennes et assurer l'emploi des anesthésiques.

En outre, tout récemment, la trachéotomie a été préconisée à propos du goître dans un but tout particulier.

CHAPITRE PREMIER.

DE LA BRONCHOTOMIE FAITE PRINCIPALEMENT POUR PERMETTRE AU MALADE DE RESPIRER PLUS FACILEMENT PENDANT OU APRÈS UNE OPÉRATION FONDAMENTALE.

Fractures du larynx. — Dans les fractures du larynx, la trachéotomie préliminaire, tout en mettant le malade à l'abri de l'asphyxie, a permis, dans quelques cas, à l'aide d'une sonde introduite par l'ouverture de la trachée, ou au moyen de diverses manipulations extérieures, de replacer convenablement les fragments déjetés. L'observation suivante en est une preuve.

OBSERVATION I.

Georges Gibb. (*Thèse de Mussat, Paris* 1872)

Chez une jeune fille de 9 ans tombée sur un morceau de fer tranchant, un côté du thyroïde était brisé et dépassait l'autre. Hémorrhagie considérable suivie de convulsions ; toux avec sang écumeux. L'asphyxie nécessita la trachéotomie. Comme les cartilages étaient trop petits, on enleva un morceau large de trois lignes de la portion antérieure du thyroïde, et l'on put, au moyen d'une pince à polypes, soulever la portion luxée. L'ouverture fut maintenue pendant quatorze jours. Guérison au bout de six semaines sans aucune suite.

Plaies du larynx et de la trachée. — L'asphyxie, accident immédiat qui peut compromettre en quelques instants les jours du blessé par l'introduction du sang dans les voies aériennes, est le point capital. Ici, c'est moins la trachéotomie que l'établissement prophylactique d'une canule qui va rendre des services.

Fabrice d'Aquapendente, dans ses œuvres chirurgicales, recommande, pour les plaies de la « canne de poulmon », de maintenir dans une position déclive la tête du blessé si la plaie est transversale, et, au contraire, de tendre le cou si la plaie est longitudinale, afin qu'on puisse coudre ou suturer « ladite playe ».

Plus loin, il conseille une canule à peu près semblable à celle dont nous nous servons aujourd'hui et en donne une description exacte. « S'il arrive, dit-il, que la cavité du larynx soit, ou pleine de matière estrangère, ou enflammée, ou resserrée et bouchée, en sorte que le malade ne puisse pas respirer. En ce cas là, dis-je, il est expédient de dilater la plaie, et faire glisser dans icelle une canule d'argent qui soit courbe du côté qu'on la fera entrer, et que de l'autre elle soit faite comme l'embouchure d'une trompette, qui est large et ample, à cette fin qu'estant enfoncée jusque dans la cavité du lieu de la respiration, elle reçoive et rende l'air et le souffle, qui est la matière de la respiration. Mais après que toutes les cause et empêchements de la respiration seront du tout ostez, et travailler à agglutiner, incarner et cicatriser ladite playe. Or, ce que j'ai dit de l'usage de la canule doit non-seulement avoir lieu en ces sortes de playes, mais aussi en celles qui arrivent en la canne du poulmon. »

Quand la trachée, complètement divisée, se rétracte dans la profondeur du cou, on peut accrocher le bout inférieur et y introduire un tube.

M. le professeur Richet[1] a rapporté une observation de division transversale et complète de la trachée, avec écartement considérable des deux extrémités, pour laquelle il appliqua un appareil prothétique spécial qui se composait : 1° d'un long tube destiné à être introduit dans le bout inférieur ; 2° d'un tube supérieur, presque rectiligne, communiquant avec l'inférieur ; et 3° enfin d'une soupape mobile placée à l'orifice du bout inférieur permettant l'accès facile de l'air pendant l'inspiration, mais se fermant pendant l'expiration.

La plus grande difficulté fut d'introduire la pièce supérieure ; « le bout supérieur de la trachée dit-il était en effet tellement rétréci que je fus obligé de le dilater préalable-

____

(1) *Gaz. des hôp.* 1855, p. 35.

ment. Mais dès qu'elle fut placée, ce qui put se faire dès le second jour, le reste de l'appareil s'appliqua à merveille. » Le malade ne conserva qu'un peu de raucité de la voix pendant les premiers jours.

Comme pour les corps étrangers des voies aériennes, Chassaignac recommande de pratiquer la trachéotomie pour les plaies du larynx, afin d'aviser tout d'abord au maintien de l'acte respiratoire. « Ce n'est qu'après avoir pourvu à cette nécessité pressante, dit-il, qu'on s'occupe de satisfaire localement aux indications que fait naître l'état particulier dans lequel se trouve le larynx. »

Plus loin, il ajoute : « Si par suite d'une plaie du larynx il y avait hémorrhagie et avec elle suffocation, il faudrait même alors, recourir encore à l'établissement immédiat d'une canule dans la trachée pour s'occuper ensuite sans aucun trouble de la recherche et de la ligature des artères ouvertes. »

Il est évident que Chassaignac n'entend parler ici que de l'écoulement du sang qui se fait dans l'intérieur de la cavité laryngée.

Enfin, dans l'observation suivante, recueillie à l'hôpital Saint-Antoine, pour satisfaire à de pressantes indications il indique les moyens de traitement qu'il a cru devoir employer.

OBSERVATION II

(Résumée)

Alexandre Bush, 34 ans, se coupa la gorge avec un rasoir. Plaie transversale à la partie antérieure du cou, siégeant entre l'os hyoïde et le bord supérieur du cartilage thyroïde. Les parois latérales du pharynx sont entièrement coupées. Écoulement de mucosités sanguinolentes par la plaie.

Respiration anxieuse ; pouls faible et un peu accéléré. Commence
ment d'emphysème autour de la plaie.

A l'aide d'un tenaculum on accroche l'hyoïde, qui a subi un mouvement d'ascension considérable ; on le met en contact avec le cartilage
thyroïde et on se prépare à le fixer dans cette position par des ligatures allant de l'os au cartilage. Mais on s'aperçoit bientôt que le contact des doigts, des instruments et des fils avec l'extrémité supérieure
de la glotte y détermine de tels mouvements spasmodiques, que l'entrée libre de l'air dans la trachée devient impossible et que l'opération
ne saurait être achevée sans accidents graves. Songeant d'ailleurs que
l'écoulement du sang et des mucosités, le gonflement des parties molles obstrueront nécessairement plus tard l'orifice de la glotte, M. Chas .
saignac, se décide avant tout à pratiquer la trachéotomie.

Un fort tenaculum, implanté au-dessous du cartilage cricoïde fixe
la trachée qui est rapidement ouverte ; on introduit la canule.

Ensuite à l'aide d'un fil double muni d'une aiguille courbe on em-
brasse l'os hyoïde sur la ligne médiane ; on perfore le cartilage thyroïde au même niveau, et serrant la ligature on rapproche et met en
contact l'os et le cartilage. La même opération fut répétée sur les parties latérales et on arriva à un affrontement exact des bords de la
plaie. Quelques points de suture furent pratiqués à la peau et la canule
fut alors fixée sans peine par des moyens accoutumés.

Immédiatement après l'opération, la respiration se fit avec facilité ;
la déglutition fut possible, quoique pénible et douloureuse.

Pendant les trois jours qui suivirent, la déglutition se fit assez bien
pour que le malade put prendre chaque jour plusieurs bouillons ; cependant une petite partie du liquide tombait dans la trachée et en était
expulsée au milieu d'efforts de toux; il s'en écoulait également par la
plaie.

Mais les symptômes généraux s'aggravèrent et le malade succomba
six jours après l'accident.

Réflexions. — Il est certain que les moyens contentifs
énergiques qui ont été employés dans ce cas n'auraient pu
l'être si l'entrée de l'air n'eut pas été assurée. La trachéotomie était donc ici de première nécessité, bien qu'elle
ait pu augmenter les chances d'inflammation du tube aérien en amenant un traumatisme nouveau et l'introduction

d'une canule. Si donc, il est permis de croire que quelques points de suture rapprochant les deux segments du larynx ou de la trachée peuvent amener une parfaite guérison, c'est la trachéotomie préalable qui seule rend la chose praticable.

Récemment, M. Michel a eu l'idée originale de préconiser la canule comme moyen hémostatique dans les plaies de la trachée aussi bien accidentelles que chirurgicales. A ce propos, il reproduit une observation de M. Garsaux, dans laquelle il s'agit d'un homme qui, voulant se suicider, s'était fait une large plaie du cou et de la trachée, au-dessous du cartilage cricoïde. Un médecin, appelé, appliqua quatre points de suture afin d'arrêter l'hémorrhagie. Malgré cela le sang, pénétrant constamment dans la trachée, causa des accès d'étouffement. Les points de suture furent enlevés. A l'aide d'un bistouri boutonné on incisa deux cerceaux de la trachée, une canule fut introduite et l'hémorrhagie cessa instantanément; on appliqua ensuite quatre points de suture sur les parties latérales. Quatre jours après la canule fut retirée, et onze jours ensuite la plaie de la trachée était complètement fermée.

Tout dernièrement, Witte [1], dans un long travail qui s'appuie sur des recherches très-complètes faites dans la littérature médicale française et étrangère, discute les indications de la trachéotomie préventive pour les cas de plaies du larynx.

Pour ce chirurgien, la trachéotomie doit être faite aussitôt que possible, pour toutes les plaies par coup de feu du larynx et de la trachée; pour les plaies par

[1] *Archiv. F. Klin. Chirurg.*, vol. XXI, p. 182, 391 et 479, 1877; et *Rev. des sciences. med.*, par Hayem, t. XI, p. 664.

instrument piquant, lorsqu'il est présumable que la plaie a interessé la muqueuse des voies aériennes, pour les sections étendues du squelette cartilagineux de ces voies, accompagnées de plaie extérieure peu considérable.

Les sections de la menbrane thyro-hyoïdienne seront suturées après que l'on aura préalablement pratiqué la trachéotomie. L'on agira de même et l'on fera la suture des cartilages après la trachéotomie préalable lorsque la plaie aura intéressé la partie supérieure du cartilage thyroïde.

Le procédé préférable est la trachéotomie supérieure, si elle est impossible la cricotomie, enfin la trachéotomie inférieure pourront être pratiquées. Le pronostic est d'autant meilleur que l'opération est plus hâtive. La canule tampon de Trendelenburg peut être employée avec avantages les premiers jours qui suivent l'opération.

Corps étrangers des voies aériennes. — La trachéotomie pratiquée pour l'extraction d'un corps étranger qui produit une suffocation imminente, est une opération de nécessité absolue et devant laquelle il n'est pas permis à un praticien de reculer. Lorsqu'il s'agit d'ouvrir la trachée, pendant un temps plus ou moins long pour établir une respiration artificielle qui permettra de guérir la maladie, sauf à rétablir plus tard le passage naturel de l'air dans le larynx nous voyons les chirurgiens différer d'opinion. Nous pensons, cependant, que la science possède assez de faits remarquables qui démontrent de la manière la plus évidente toute l'utilité d'une trachéotomie préalable.

Cette dernière opération n'a guère été pratiquée pour les corps étrangers liquides des voies aériennes, accident qui, du reste, fournit peu d'indications chirurgicales. Toutefois la trachéotomie suivie d'insufflations faites par la plaie ou par les voies naturelles peut être formellement indiquée. Nous excluons naturellement la chute du sang dans le tube aérien ; accident dont nous parlerons plus bas.

Pour les corps étrangers solides, la trachéotomie a été faite préalablement pour la première fois pas Pelletan, si nous ne nous trompons. Dans son traité de clinique chirurgicale[1] il rapporte l'observation d'un enfant de deux ans dans le larynx duquel était arrêtée une mâchoire de maquereau. La trachéotomie fut faite à cause d'un accès de suffocation, la respiration devint plus libre mais on attendit en vain l'expulsion du corps étranger ; même après qu'on eut augmenté l'étendue de l'incision.

« Enfin, ajoute Pelletan, ayant des raisons pour croire
« qu'il était dans le larynx, je fixai une bandelette de
« linge à l'extrémité d'un stylet et l'ayant mouillé d'huile,
« je l'introduisis par la plaie jusque dans l'arrière bouche.
« Je balayai pour ainsi dire, le larynx à plusieurs reprises.
« Ce procédé ne parut pas même chagriner l'enfant qui
« respirait librement par la plaie prolongée de la trachée
« artère. Nous vîmes bientôt le corps étranger engagé
« dans la plaie des téguments ; j'en fis l'extraction avec
« des pinces. » La plaie fut laissée libre et sans pansement jusqu'au lendemain pour l'expulsion du sang. En quinze jours la plaie était cicatrisée.

L'observation qui suit celle-là offre des particularités non moins intéressantes. On ne peut s'empêcher de la

[1] T. I, p. 6, 1810.

rapprocher de celle qui a illustré le vénérable Ehrmann de Strasbourg. Il s'agit d'un jeune homme, sujet à des accès de suffocation, depuis qu'il avait avalé un moule de bouton de culotte. On fit la bronchotomie. « La respi-
« ration se rétablit d'abord ; le sang et les mucosités se
« portèrent facilement au dehors ; mais le corps étranger
« ne se présentait pas. J'introduisis alors le petit doigt dans
« la plaie, vers le larynx, et sentis distinctement, le moule
« de bouton et le trou dont il était percé. Je tentai vai-
« nement de saisir ce corps avec des pinces : il me fallut
« inciser la portion annulaire du cartilage cricoïde, ce que
« je fis à l'aide d'un bistouri boutonné; alors le corps
« étranger se présenta directement, et fut extrait du ven-
« tricule gauche du larynx dans lequel il était engagé. »
(Pelletan). Le calme se rétablit dès le lendemain et il ne survint aucun accident. Le cicatrisation ne fut complète qu'au bout d'un mois.

Nous pourrions multiplier les cas où pour des corps enclavés et immobiles dans le larynx, les chirurgiens après avoir fait la trachéotomie, ont tenté de les déloger avec différents instruments. Toutefois ils reconnaissent que ces manœuvres doivent être prudentes. Seul, Chassaignac vient professer une doctrine radicale. Il commence par établir que, dans *tous les cas et quel que soit le siége actuel du corps étranger*, il faut recourir d'emblée à la trachéotomie. Cela ne fait pas l'ombre d'un doute pour les cas dans lesquels le corps se trouve dans la trachée ou dans les bronches, mais lorsque le corps est arrêté dans le larynx, soit au-dessus, soit au-dessous de la glotte, soit

même dans les ventricules laryngés, Chassaignac pense
encore que la laryngotomie n'est pas indiquée, et que c'est
à la trachéotomie qu'il faut avoir recours. « D'abord,
ajoute l'inventeur de l'écraseur linéaire[1], il faut bien comprendre que, pendant une opération du genre de celle
qui consiste à extraire un corps étranger contenu dans le
larynx, il peut survenir de nombreuses causes de suffocation ; l'écoulement du sang, la chute même dans la trachée du corps étranger qu'on a l'intention de retirer du
larynx.

Nous professons donc qu'avant toute chose on doit
pourvoir à la sûreté de la respiration, et cela ne peut se
faire qu'à la condition d'avoir une ouverture trachéale
permettant au besoin d'installer une canule pour pouvoir
se livrer, sans trouble, à l'opération délicate qu'il s'agit
d'exécuter sur le larynx. » En outre, Chassaignac fait remarquer qu'à travers l'ouverture trachéale, on peut parfaitement retirer certains corps étrangers arrêtés dans le
larynx ou les refouler dans le pharynx et, de là, dans la cavité buccale. Cette ouverture de la trachée joue donc ici
le rôle d'une soupape de sûreté propre à sauvegarder la
vie du malade durant le cours d'une opération délicate et
difficile dont une trachéotomie préalable facilite l'exécution.

Holmes[2] pense que si le corps est arrêté dans l'intérieur
ou au voisinage de l'un des ventricules, on ne peut l'extraire avec certitude qu'en pratiquant une opération semblable à celle qu'il décrit pour l'extraction des tumeurs du
larynx. Si le corps étranger siége réellement au-dessus de

1. *Traité des opérations chirurgicales.* 1862, p. 682.
2. *Ther. des mal. chir. des enf. trad. O. Larcher,* p. 483.

l'ouverture faite à la trachée, il conseille d'introduire une canule dans ce conduit afin de laisser les parties intéressées dans un repos parfait; car les corps étrangers ne sont pas arrêtés dans les voies aériennes par le seul fait de l'obstacle mécanique dû à la disposition anatomique des parties; l'irritation incessante de la muqueuse amène un spasme des fibres musculaires du tube aérien qui influe aussi en partie. Or, sous l'influence de l'introduction de la canule dans la trachée, l'irritation s'amende et la partie supérieure des voies aériennes cesse ainsi en réalité de faire partie du tube respiratoire. C'est alors qu'on peut employer avec plus de chances de succès les moyens auxquels on pense devoir recourir pour l'extraction du corps étranger.

Le docteur Lefferts [1] a publié récemment le récit d'un cas intéressant dans lequel il pratiqua la trachéotomie préalable de façon à assurer en premier lieu une grande liberté de respiration pendant les différents temps de l'opération principale, et à prévenir les conséquences fâcheuses de l'inflammation consécutive qui aurait réduit les dimensions du canal laryngien

Observation III.

(Résumée.)

Enfant de six ans et demi. — Avale un anneau de cuivre. — Suffocation imminente. L'anneau est repoussé plus profondément par le doigt d'une personne. Respiration plus facile. — On suppose l'objet dégluti. — Quelque temps après, à la suite d'un refroidissement, la

1. (*Dublin Med. Journ.* 1875 et *Gaz. med.* 1875 p. 107.)

respiration devient très-embarrassée. — Spasme laryngien. Trachéotomie. — Puis incision transversale parallèle au bord inférieur de l'os hyoïde. — Division de la membrane thyro-hyoïdienne. L'anneau se trouvait dans la cavité laryngienne ; on chercha à le couper avec une forte pince, mais en le saisissant on le sentit rouler, et l'on put le retirer après l'avoir légèrement détaché des parties qui le fixaient.

Nous ne pouvons pas citer toutes les observations analogues. Nous indiquerons brièvement les deux suivantes :

Observation IV.

(Thèse de Panchon 1869).

Enfant de six ans. A la suite d'un repas, vomissements et toux, oppression très-marquée. On ne sent pas le corps étranger dans la gorge. Les vomitifs sont employés sans succès. Un accès de suffocation étant survenu, on pratiqua la trachéotomie sept jours après l'accident. Introduction d'une canule double. Respiration plus facile. Les recherches faites pour découvrir le corps étranger restèrent sans résultat. Le dix-neuvième jour, à l'aide d'une sonde courbe introduite par la plaie, on sent dans le larynx un corps dur, solidement fixé. Sept semaines plus tard, le corps n'était pas devenu plus mobile. Incision du larynx et extraction, au moyen d'une pince, d'un fragment d'os macéré et de forme conique. — La canule fut introduite de nouveau ; la nouvelle incision guérit en trois jours. La canule fut enlevée définitivement huit jours plus tard ; la plaie se cicatrisa rapidement. Six jours après l'air n'y passait plus. Guérison.

Observation V.

(*The Dublin quart journ.* Août 1871).

Enfant de 8 ans. — Commémoratifs vagues. Diagnostic laborieux.

Trachéotomie. — Exploration avec une sonde. — Pas de résultats. — Treize jours après, laryngotomie et extraction d'un noyau de prune.

Dans la première de ces deux observations, les deux opérations (trachéotomie et laryngotomie) furent distantes de soixante-huit jours. Certains chirurgiens ont dit qu'il était préférable d'opérer en une fois, se basant sur ce fait que le malade peut mourir d'asphyxie, alors même que la trachéotomie aura été pratiquée, comme dans une observation rapportée par Sédillot.

Tumeurs du larynx. — C'est surtout de la trachéotomie pour les polypes que nous allons nous occuper; le cancer limité du larynx devant être extirpé comme ces derniers néoplasmes. Dans les cas où toute la cavité du larynx est couverte de fongosités cancéreuses, de deux choses l'une : ou la trachéotomie n'est qu'une opération palliative, et nous n'avons pas à nous en occuper; ou bien elle précède l'opération périlleuse de l'extirpation de l'organe, et nous en parlons à propos de la chute du sang dans les voies aériennes.

a. Polypes. — C'est à Ehrmann, l'éminent chirurgien de Strasbourg, que revient vraiment l'honneur d'avoir pratiqué la première opération de laryngo-trachéotomie com-. plète; le succès couronna l'entreprise et eut, à cette époque, un retentissement d'autant plus grand que le laryngoscope n'était pas venu éclairer le diagnostic. Certes, avant la publication de ce fait intéressant, on avait déjà indiqué les polypes parmi les affections du larynx pouvant exiger la trachéotomie; mais, l'ouverture des voies aériennes pratiquée, et une fois le danger du moment conjuré, on n'avait point songé à faire davantage.

L'observation d'Ehrmann est trop connue, pour que

nous la rapportions ici. Il nous suffira de rappeler qu'il s'agissait d'une femme sur laquelle avait été diagnostiqué un polype du larynx. Au lieu de porter l'instrument tranchant sur la région malade, Ehrmann, jugeant l'incision de la trachée artère indispensable pour rétablir d'abord la respiration, la fit aussitôt et plaça une canule à demeure dans le conduit aérien, sauf à procéder plus tard à l'extirpartion de la tumeur laryngienne. Le surlendemain, le calme étant parfaitement rétabli et la respiration se faisant en toute liberté par la voie artificielle, il exécuta son projet et parvint heureusement à faire l'ablation du pseudoplasme en rasant avec le bistouri toute la longueur d'un des ligaments inférieurs de la glotte, après avoir saisi à l'aide de pinces l'excroissance devenue visible par l'écartement des deux moitiés du cartilage thyroïde divisé.

La précaution d'agir en deux temps successifs donna pour l'exécution de cette dernière opération des sûretés et des facilités que nous devons faire ressortir d'autant plus que, si l'extirpation est incomplète, elle ne devient, on le sait, qu'un palliatif insignifiant et que, jusqu'à Ehrmann, on était absolument dépourvu des moyens propres à assurer ainsi à cette extirpation la valeur d'une intervention radicalement curative.

Retenons ce fait qu'on laissa à la malade quarante-huit heures pour se remettre de la fatigue causée moins par l'opération elle-même que par l'état qui l'avait nécessitée. Puis on procéda alors à l'ablation du polype.

La canule trachéale, au bout de deux jours, remplissait si exactement le tube aérien qu'elle le préserva complétement contre l'introduction du sang ; et, pendant toute la durée des manœuvres nécessitées par la recherche et l'ablation du polype, la respiration s'effectua en toute liberté par la canule.

On voit donc que le chirurgien put agir sans être gêné par le passage de l'air sur les parties examinées, sans voir les polypes incessamment déplacés par des accès de toux qu'eût infailliblement suscités la pénétration du sang dans le canal aérien. L'exploration du larynx et l'ablation des productions morbides se firent donc *tuto et jucundè*, comme s'il se fût agi d'un organe placé tout à fait en dehors des voies respiratoires.

Le résultat devait faire juger le mérite de la conception. Au bout de vingt jours, la respiration se rétablit par la voie ordinaire, les plaies se fermèrent rapidement. Malheureusement, six mois après cette belle opération, la malade fut atteinte d'une fièvre typhoïde et mourut.

Comme le fait remarquer M. P. Diday[1], tous les avantages de cette opération préliminaire peuvent être réalisés dès que la canule a été placée dans la trachée. « Ce n'est donc point en vue de les obtenir, dit-il, qu'on opère en deux temps *distants d'un certain intervalle*. Il est même évident que si le patient ne se trouve pas trop fatigué des suites de l'incision, il serait plus convenable, toujours au point de vue des avantages, de poursuivre immédiatement et de procéder séance tenante à l'excision du polype. Mais il y a un autre motif pour temporiser, motif dont M. Ehrmann a sans doute tenu compte, bien qu'il ne l'ait point spécifié, et qui commande impérieusement la temporisation. Pour en comprendre la valeur, il faut se rappeler que jamais, en pareil cas, on ne se décide à inciser le tube aérien sans que le malade ait présenté une dyspnée

1. (*Gaz. med.* 1851, p. 779.)

alarmante. » En effet, en lisant les observations publiées, on voit que l'immense majorité des chirurgiens attendent les accidents, se réservant d'intervenir au moment où l'asphyxie deviendra imminente. Quelquefois, c'est la famille qui ne veut pas laisser prendre à l'opérateur ce parti extréme; on attend plusieurs heures, plusieurs jours d'accès de suffocation, et l'on agit seulement alors. Gardons-nous d'imiter cette conduite désastreuse; en découvrant l'intérieur du larynx à un pareil moment, la stase veineuse qui en occupe alors toutes les parties va masquer au chirurgien la structure de l'organe, et, comme le fait remarquer M. Diday, la moindre incision couvrira d'une nappe de sang une surface dont il est si important de bien interroger l'état. Le polype, lui-même, tuméfié, gorgé de fluides pourra, « par ce volume apparent, décourager l'opérateur, lui fournir la justification de tentatives incomplètes d'extirpation ». En tout cas, l'ablation sera moins sûre, moins aisée que si, laissant à la circulation le temps de reprendre son cours naturel, on laisse les parties revenir à leur physionomie, à leurs dimensions normales.

Après la trachéotomie préalable, les polypes peuvent être enlevés, comme dans le cas d'Ehrmann, par une *voie artificielle* que l'on crée en ouvrant le larynx pour mettre directement à découvert la tumeur. On se servit surtout de ce procédé de 1844 à 1858, époque de la découverte du laryngoscope; de 1858 jusqu'à nos jours, on a souvent enlevé les tumeurs par la *voie naturelle*, c'est-à-dire par la bouche, après trachéotomie antérieure.

Nous ne pouvons rapporter toutes les observations qui ont été publiées. Nous citerons les suivantes :

Observation VI.

(M. Gurdon-Buch (*Gaz. hebd.* 1863.)

Femme de cinquante-cinq ans, symptômes d'obstruction du larynx, ouverture de la membrane crico-thyroïdienne, puis section du cartilage thyroïde, du cartilage cricoïde et des anneaux supérieurs de la trachée. — Extirpation d'une partie de la tumeur. — Ajournement de la fin de l'opération. Excision partielle des deux premiers anneaux de la trachée pour l'introduction d'une canule à demeure. Le lendemain, enlèvement d'une partie du reste de la tumeur. — Cautérisation avec le nitrate acide de mercure. Gonflement qui masque la cavité du larynx. On attend la fermeture complète de la plaie pour agir de nouveau. — Cent cinquante jours après, la malade complétement rétablie et l'enlèvement de la tumeur se trouvant insuffisant, l'opération est recommencée. Incision depuis l'ouverture trachéale occupée par la canule jusqu'à un pouce et demi du menton. On prolonge d'un pouce en bas de l'ouverture permanente de la trachée. — Arrachement et excision de quelques portions de la tumeur. Introduction d'une canule à demeure. Retour des accidents d'obstruction. Une troisième fois il devient nécessaire d'élargir la plaie par en bas pour placer une canule. — La malade supporte encore cette opération ; mais elle retire le tube dans l'intention de le faire changer ; l'instrument ne peut être replacé assez vite, et la malade meurt.

Observation VII.

Bœckel (de Strasbourg) (In Schwebel. Thèse de Strasbourg, 1866, p. 37.)

Femme de vingt-quatre ans. — Masse mamelonnée, du volume d'une petite noix qui remplit toute l'ouverture supérieure du larynx. — Vains essais d'enlèvement par les voies naturelles. Incision du premier anneau de la trachée, du cartilage cricoïde, de la membrane crico-thyroïdienne et du thyroïde. Arrachement de la tumeur aussi complet que possible. Le lendemain, d'autres petites végétations de même aspect sont enlevées ; cinq jours après, attouchements avec un pinceau imbibé de nitrate acide de mercure ; aphonie ; la malade se rétablit lentement. — Quelques semaines plus tard répullulation de la tumeur. Trajet fistuleux, cautérisation au nitrate d'argent à travers la fistule. Deux mois après, mort.

Observation VIII.

Gibb. (*Medic. Times and Gazette, Juny* 4, 1864.)

Femme de vingt-neuf ans. — Enrouement depuis deux ans ; dyspnée depuis deux mois. — Constatation au laryngoscope d'une grosse tumeur s'étendant depuis la racine de l'épiglotte jusqu'au côté droit de la cavité même du larynx. Ablation d'un tiers environ de la tumeur par les voies naturelles. Trachéotomie pratiquée par M. Holthouse, et huit jours après, laryngotomie. — Le larynx ouvert, la tumeur fut enlevée. — La malade se rétablit.

Observation IX.

Bryant (*The Lancet* 30 *sept.* et 25 *nov.* 1871.)

Garçon de trois ans. — Enrouement depuis seize mois. — Tuméfaction de la face externe du larynx. — Ouverture de la trachée sur la ligne médiane. — Introduction d'une canule. — Ouverture du larynx de dedans en dehors, et de bas en haut. Hémorrhagie arrêtée par la torsion. — Ablation avec l'écraseur et le scalpel, d'un nombre considérable de végétations placées sur l'épiglotte et à l'orifice glottique. Lavage du larynx au perchlorure de fer. — Tube à demeure dans la trachée. — Fermeture de la partie supérieure de l'incision par des sutures. — Le cinquième jour, le tube trachéal est enlevé, et le soixantième, la voix du petit malade était presque naturelle, la respiration se faisait presque sans obstacles.

Observation X.

Busch. (*Thèse de Schwebel* 1866.)

Homme de quarante-trois ans. — Végétations verruqueuses au tiers postérieur de la corde vocale droite et au-dessous des cordes vocales. Trachéotomie primitive ; thyrotomie pour laquelle on se sert du galvano-cautère. — Guérison.

OBSERVATION XI.

Gilewski de Cracovie — (*Union méd.* 1865 t. XXVIII p. 612.)

Jeune fille de seize ans. — Enrouement depuis plusieurs mois. — Trois excroissances mucoso-charnues, grosses comme des pois, à l'angle antérieur de la glotte. Anesthésie puis trachéotomie du premier et du deuxième anneau.

Ensuite division du cartilage cricoïde et de la membrane cricothyroïdienne jusqu'au bord inférieur du cartilage thyroïde. Excision à l'aide de ciseaux des excroissances polypeuses, suppuration le quatrième jour. — Cicatrisation complète trois semaines après. — Aucune complication. Trois mois après, la voix avait regagné sa clarté primitive.

OBSERVATION XII.

Rauchfuss. (*Gaz. hed.* 1867. p. 634.)

Homme de quarante ans. — Fibrome de la corde vocale gauche. — Depuis plusieurs années, respiration stertoreuse. — Trachéotomie. Lorsque la canule fut placée, la respiration s'exécuta assez facilement pour que le chirurgien cherchat à débarrasser le larynx de la tumeur. Pour y parvenir, il fallut cinquante séances, et avec des ciseaux recourbés on put extraire la tumeur. Il fallut enlever presque la moitié du larynx. — Guérison après ablation de la canule.

Dans l'observation suivante, les résultats furent moins satisfaisants.

OBSERVATION XIII.

Rauchfuss (Thèse de Causit. 1867.)

Garçon de six ans. Enrouement et gêne de la respiration depuis plusieurs mois. Tumeur d'un blanc rosé, derrière l'épiglotte. Trachéotomie à cause de la laryngosténosie excessive. Depuis ce temps toutes les tentatives d'opérer la tumeur ont été infructueuses.

OBSERVATION XIV.

Colley. (*Brit. med. Journal*, sept. 1872 p. 354).

Garçon de cinq ans. — Symptômes remontant à dix-huit mois. — Dyspnée. — Trachéotomie. — Trente-six jours après, section du cartilage thyroïde et ablation des petites tumeurs. Quelques autres sont rejetées par la bouche quatre mois après. Nouvelle thyrotomie sept mois après la première. — Cautérisations au nitrate d'argent après l'ablation des tumeurs. — Une récidive obligea M. Colley à pratiquer de nouveau cette opération et à faire la cautérisation au nitrate d'argent. Le cartilage thyroïde fut complétement divisé sur la ligne médiane. Les tumeurs enlevées, la plaie fut fermée avec deux points de suture. Une canule a été laissée à demeure dans la trachée.

OBSERVATION XV.

Burow (de Kœnigsberg) (*Berlin., Klin. Wochens.*, n° 8 p. 101 1877).

Homme de trente ans. — Sarcome de la face interne de l'épiglotte. Dans l'espace de huit mois, il fut enlevé deux fois. — Malgré ces deux opérations, trachéotomie, vu l'intensité des accidents de suffocation. Par la plaie de la trachée, arrachement tout aussi infructueux de la masse morbide. Quelques jours après, pharyngotomie sous hyoïdienne de Langenbeck (laryngotomie sous-hyoïdienne de Malgaigne). La canule-tampon de Trendelenburg est placée dans la trachée. — Les vaisseaux sont liés au fur et à mesure. Au niveau du ligament glosso-épiglottique médian, la muqueuse fut divisée après que l'index introduit dans la bouche eut fait saillir la région.

Après avoir enlevé la masse morbide avec des ciseaux de Cowper, on râcla avec la curette la face interne de l'épiglotte. Application de points de suture sur la muqueuse. — Réunion de la plaie extérieure. On laissa le tampon-canule jusqu'au soir : le lendemain on le remplaça par un canule ordinaire qu'on enleva elle-même au bout de huit jours. Un mois après, le malade était parfaitement guéri. La cicatrice cervicale était lisse et souple, le laryngoscope laissait voir un intérieur de larynx parfaitement normal. Plus d'un an après, la guérison s'était maintenue.

M. le docteur Johnson, professeur au collége de Chicago, a publié dans le *Chicago Medical Journal*, de janvier 1877, l'histoire de la thyrotomie, et, à ce propos, il rapporte trois observations dans lesquelles la trachéotomie a été pratiquée préalablement. On les trouvera résumées par M. Aigre, dans les *Annales des maladies de l'oreille et du larynx*, tome III, 1877, page 260. Les voici très-contractées:

Observation XVI.

Homme de quarante-cinq ans, tailleur. — Symptômes de tumeur du arynx en mai 1873. — Dyspnée de plus en plus marquée. — Le 19 novembre, trachéotomie. — Trois jours après, thyrotomie. — On arrache la tumeur en tordant son pédicule. Hémorrhagie peu abondante. Cautérisation au perchlorure de fer. Amélioration, mais trois jours après mort subite que n'explique pas l'examen microscopique du larynx.

Les deux observations qui suivent ne se rapportent qu'à un seul malade, mais les circonstances différentes dans lesquelles l'opération a été faite chaque fois peuvent justifier le dédoublement établi.

Observation XVII.

Jeune fille de six ans et demi. A la suite d'une coqueluche, voix rauque qui dégénéra en aphonie complète avec de rares paroxysmes de dyspnée. L'épiglotte étroite et enroulée comme une feuille sèche couvrait l'entrée du larynx. — En été 1874, attaques de spasme de la glotte. — Le 5 juillet, trachéotomie. — Amélioration de l'état général. Au mois de septembre, nouveaux accès de dyspnée. — Thyrotomie. — Ablation de la tumeur avec des ciseaux courbés. Rapprochement des bords de la plaie. — Suture. Au bout de quelques jours l'enfant pût se lever. Son état général était parfait. Le 1er décembre, santé générale aussi bonne que possible.

Observation XVIII.

Vers l'été de 1875, l'état général empire visiblement. Le 29 juillet, seconde opération de thyrotomie. — Ablation de la tumeur qui s'était reproduite. — Cicatrisation rapide de la plaie. — Au bout de quelques jours l'enfant peut sortir.

Au mois de mars 1876, huit mois après l'opération, on enleva la canule. Voix claire, bien timbrée. *La malade prend même des leçons de chant.*

Observation XIX.

M. Lister (*King's College Hospital.*) (*Bristish Med. Journ.*
vol. II for. 1877 p. 850.)

Homme. — Tumeur de la grosseur d'une noix probablement implantée à la partie antérieure des cordes vocales. Division du cartilage cricoïde et de trois anneaux de la trachée. — Introduction d'un tube dans la trachée pour arrêter l'hémorrhagie et rendre possible la respiration. — Division du cartilage thyroïde et excision des cordes vocales supérieures et inférieures.

Cicatrisation de la plaie. Le malade conserva quelque temps une petite fistule communiquant avec la trachée. Quand cette ouverture fut cicatrisée, le malade put tousser et parler. Voix rauque, mais distincte.

La méthode d'ablation des polypes par les voies naturelles, que l'on doit employer toutes les fois qu'elle est applicable, a bénéficié aussi de la trachéotomie préparatoire.

On a ainsi une méthode mixte qui a donné de bons résultats, le laryngoscope permettant de voir et de préciser même la nature et le siége de l'obstacle qu'il faut détruire. Cette méthode n'avait pas pu être entrevue par les chirurgiens qui ont écrit sur le traitement des polypes, avant l'usage de l'instrument qui a illustré Garcia aussi : son introduction dans la science ne remonte-t-elle pas bien loin.

Cette méthode a été employée pour la première fois, si nous ne nous trompons, par deux auteurs différents, dans la même année, MM. Bruns et Rauchfuss, en 1863. Depuis, la conduite de ces deux chirurgiens a été imitée un certain nombre de fois.

L'observation de Bruns, extraite de son ouvrage : *Die Laryngoskopie und die laryngoskopische Chirurgie.*

Tubingen, 1865, page 322), est rapportée *in extenso*, dans la thèse de Causit. Elle ne tient pas moins de dix-huit pages (petit texte). Voici quelques-uns de ses points importants.

OBSERVATION XX.

Enfant. A un an et demi, enrouement. A trois ans et dix mois la respiration devient très-difficile et sifflante à la suite d'une varicelle. Deux mois et demi plus tard, on est obligé de pratiquer la trachéotomie à cause de la suffocation imminente. L'examen laryngoscopique permet de constater l'obstruction complète du larynx par une masse granulée mûriforme d'un blanc grisâtre, sale. Ablation mécanique par l'écraseur laryngien et le grattage. — Cautérisations consécutives. — Succès presque complet.

OBSERVATION XXI.

Rauchfuss (Thèse de Causit.)

Jeune homme de quinze ans. Tumeur mamelonnée, en forme de chou-fleur, obstruant l'orifice supérieur du larynx. Trachéotomie ; trois mois après, extirpation aidée de cautérisation. Guérison.

OBSERVATION XXII.

Rauchfuss (Thèse Causit.)

Garçon de six ans. Tumeur mamelonnées bouchant l'orifice supérieur du larynx. Plusieurs morceaux extirpés par la bouche ; trachéotomie à cause d'une laryngosténosie considérable. — L'opération des excroissances est remise.

OBSERVATION XXIII.

Giraldès (*Gaz. Hebd.* 1867 p. 716.)

Enfant. — Dyspnée. — Trachéotomie. — Guéri de cette opération la respiration redevint difficile. — Deuxième trachéotomie. — Chloroformisation. — Puis on débarrasse le larynx de nombreuses productions verruqueuses au moyen d'un petit appareil basé sur le principe de l'amygdalotome. L'enfant peut parler en plaçant son doigt sur l'ouverture de sa canule. On enlève la canule. — Grande amélioration.

Observation XXIV.

Fournié (*Bull. Acad. méd.* 1867 p. 809.)

Homme. — Tumeur fibreuse assez volumineuse bouchant complé-
ment la cavité laryngienne. — Abolition de la voix. Respiration difficile. — Trachéotomie. Ablation de la tumeur par la bouche au moyen
de pinces courbes particulières. Guérison.

Observation XXIV (bis).

Burow (*Archivés de Langenbeck*, t. XVIII p. 228.)

Homme de cinquante ans. — Respiration très-difficile. Sur le bord
inférieur de l'arc pharyngo-palatin du côté gauche deux tumeurs grosses
comme des pois. — A droite et au-dessus de l'épiglotte deux autres
tumeurs arrondies paraissant largement insérées sur le ligament glosso-
épiglottique du côté correspondant. — L'épiglotte était terminée à sa
partie supérieure gauche par une cinquième production hémisphérique
de la grosseur d'une demi-noisette et paraissant se prolonger dans l'intérieur du larynx.

La trachéotomie fut pratiquée à cause de l'augmentation des accès
de suffocation ; le malade put de nouveau respirer librement, et dès
qu'il fut habitué à la canule, les petites tumeurs du voile du palais
furent excisées par les ciseaux de Cooper. Les deux autres tumeurs
furent extraites par la galvano-caustie, leur pédicule se rétrécit par
suite de la suppuration et le laryngoscope fit voir alors à la place
des cartilages aryténoïdes et des ligaments ary-épiglottiques deux tumeurs arrondies dont il fut impossible de trouver le bord inférieur.
Elle parurent intimement unies avec la partie cartilagineuse du larynx,
et toutes les tentatives faites par le galvano-cautère pour en détruire
même une partie restèrent infructueuses. Le malade conserva sa canule jusqu'à sa mort, le 18 mai 1873, sans vouloir se soumettre à de
nouvelles explorations. C'est une bronchite qui l'emporta.

M. Krishaber a eu bien des fois l'occasion de pratiquer
la trachéotomie préliminaire pour des polypes du larynx,
surtout dans les cas où ces tumeurs devaient être extraites
ensuite par les voies naturelles, à l'aide du galvano-cautère, instrument qui détermine facilement du spasme de
la glotte (Com. orale).

b. Cancer. — Si l'examen laryngoscopique montre q
la tumeur est limitée, pourvue d'un pédicule et accesible
aux instruments, on doit l'extirper par les voies naturelles,
comme s'il s'agissait d'un polype, et achever de la dé-
ruire par les caustiques. Si l'extirpation par les voies naturelles paraît hypothétique ou impossible, on devra ouvrir le larynx. Dans les deux cas, la trachéotomie temporaire rendra de grands services. L'ouverture de la trachée,
ainsi entretenue, permet d'explorer l'organe de bas en
haut, de cautériser les points qui donneraient de l'in-
quiétude, et simplifie, comme pour les polypes, l'opération de la laryngotomie.

OBSERVATION XXV.

Fournet (*Bull. de l'acad. de méd.* t. 2 p. 536.)

Femme de vingt-cinq ans. — Induration chronique squirrheuse des
tissus cellulaires sous-muqueux de l'intérieur du larynx. — Trachéotomie
à cause de l'imminence de l'asphyxie. — Après l'opération à l'aide
de seringues en verres et de tubes en verre, on répand sur tout l'intérieur du larynx des doses croissantes d'une dissolution caustique.
— Guérison, avec une fistule trachéale.

OBSERVATION XXVI.

Duncan Gibb 1864. (*The medical Times and Gazette.* June 4, 1864.)

Dame de vingt-neuf ans. — Enrouement depuis deux ans, aphonie.
— Gêne de la respiration depuis deux mois. Grand polype naissant de
la racine de l'épiglotte et recouvrant les cordes vocales. Petit espace pour le passage de l'air. Enlèvement, au moyen de l'écraseur
laryngien, d'un tiers environ de la partie molle et saillante de la tumeur. — Soulagement qui dure quinze jours. — A cette époque dyspnée. — Trachéotomie.

Huit jours après, la malade fut chloroformée. — On prolonge en
haut l'incision déjà faite. — Division du cartilage thyroïde. — Les
deux moitiés sont tenues écartées. Le reste de la tumeur est retiré, en
partie avec l'ongle, en partie avec des ciseaux courbes. — L'opération

n'eut aucune conséqueuse fâcheuse. — Cinq jours après, la malade se levait et le quatorzième jour elle se trouvait bien, mangeant de bon appétit et reprenant ses forces.

OBSERVATION XXVII.

D. Sands. — (*New-York medical Journal.* Mai 1865, p. 110).

Femme de trente ans. Tumeur polypoïde implantée entre les cordes vocales supérieures et inférieures. — Une partie de la tumeur est enlevée par la bouche. — De temps en temps dyspnée. — Incision partant de l'os hyoïde et aboutissant à deux pouces au-dessus du sternum. Quand l'hémorrhagie eut cessé on ouvrit la trachée à la partie supérieure. — Introduction d'une canule portant une fente sur sa paroi supérieure. — L'incision est étendue sur toute la longueur du larynx. — Spasme de la glotte. — Toux. — Vomissements. Ecartement des deux portions du thyroïde. — Ablation de la tumeur avec des ciseaux et des pinces. — Cautérisation au fer rouge. — On laissa la canule cinq jours. La plaie se ferma. — La malade a recouvré la voix. — Un an après symptômes de cachexie cancéreuse. — Mort vingt-deux mois après l'opération.

L'observation suivante est des plus intéressantes.

OBSERVATION XXVIII.

J. Atlee (*American Journal* Avril. 1869) (Résumée).

Garçon de quinze ans. — Enrouement depuis dix-huit mois. — Depuis dix-huit mois, gêne dans la respiration. — Dyspnée. Le sommeil devint impossible. — Amaigrissement.

A la première visite de M. Atlee, toux croupale, respiration laborieuse. — Pouls petit. On essaie l'emploi du laryngoscope, mais l'irritabilité de la gorge, la gêne de la respiration, rendaient l'examen impossible. Une solution de nitrate d'argent fut appliquée à la glotte ; mais le spasme qui en résulta terrifia le patient et alarma vivement le chirurgien. — Quelques jours après, nouvel essai d'examen laryngoscopique sans succès. — Quatre jours après, trachéotomie et introduction d'une canule. — L'anesthésie ne peut pas être employée à cause du spasme de la glotte. Quarante-cinq jours après on ouvre le larynx de   a manière usuelle, le malade était en partie soumis à l'influence d'un anesthésique. A l'ouverture de la cavité laryngienne, des masses d'un tissu anormal sont poussées au dehors. — Ces portions de tumeurs sont saisies et arrachées avec les pinces. — Cautérisation au nitrate d'argent. — Réunion de la plaie à l'aide de deux sutures.

Vingt-un jours après, le malade avait tout-à-fait recouvré la voix, et paraissait en parfait état sous tous les rapports.

La trachéotomie a rendu ici des services incontestables. Elle a permis de débarrasser le malade de ses tumeurs en le faisant bénéficier de l'anesthésie.

Prolapsus des ventricules. — M. Lefferts [1] a rapporté récemment un cas unique dan les annales de la laryngoscopie, d'un prolapsus des deux ventricules du larynx. Cette particularité anatomique qui n'avait encore été observée jusqu'ici qu'à l'autopsie, a été constatée sur le vivant par l'auteur qui a pu la traiter et la guérir. Lorsqu'il vit pour la première fois le malade, elle existait depuis deux ans et depuis peu étaient survenus des phénomènes de sténose laryngée. Sur les instances du malade, M. Lefferts se décida à pratiquer la thyrotomie.

Après avoir éthérisé le patient il ouvrit la trachée et introduisit une canule. Les deux portions de la membrane muqueuse qui faisaient hernie à travers l'orifice des ventricules furent enlevées avec des ciseaux. Les bords de la plaie furent réunis par des sutures et la canule fut maintenue dans la trachée. Le malade supporta bien l'opération et la canule put être retirée au bout de quinze jours. Un mois après, il était complétement guéri.

Rétrécissements et déformations du larynx et de la trachée. — Dans les cas des rétrécissements du larynx et

(1) *New-York Med. Record*, n° 291. 1876.

de la trachée, la trachéotomie a souvent été pratiquée comme opération palliative, pour sauver les jours du malade. Mais, n'importe-t-il pas, une fois qu'elle a été exécutée de chercher à obtenirla guérison du rétrécissement par une intervention plus directe. On éviterait ainsi au malade la perte de la parole et les inconvénients d'une canule à perpétuité.

Dans un mémoire de Jules Roux, lu à la Société de chirurgie (séance du 27 août 1856), nous trouvons rapporté un fait des plus intéressants. Un condamné de 38 ans, ayant été atteint du croup dans une prison, « y avait subi l'opé-
« ration de la laryngo-trachéotomie, à la suite de laquelle
« la respiration se faisant uniquement par la fistule, ne s'é-
« tait plus rétablie par les voies naturelles à cause de la
« déformation et du rétrécissement du larynx. » La parole existait en l'absence complète de la voix. Le larynx sans être oblitéré était rétréci et aucune bulle d'air ne passait à travers. Sa texture avait subi de grandes modifications, toutefois une sonde d'un certain calibre pouvait le traverser.

Le malade désirant beaucoup parler haut, Roux céda à ce désir.

Ce chirurgien eut soin, d'assurer la respiration « en ar-
« rêtant autour du cou, à l'aide d'un lien circulaire la ca-
« nule trachéale que portait habituellement le malade » et le chloroforme fut administré avec une forte sonde en gomme élastique ouverte à ses deux bouts, et dont une extrémité était engagée dans la canule trachéale, tandis que l'autre plongeait dans la cavité d'un sac à éthérisation. La trachéotomie sous-hyoïdienne fut ensuite prati·

quée ; une canule percée sur sa convexité fut introduite de haut en bas dans le larynx et la trachée jusqu'à trois centimètres au-dessous de la fistule trachéale.

Cette opération pendant laquelle la respiration s'effectua convenablement, fut supportée « avec le fatalisme arabe ; » elle n'amena du reste qu'une perte de sang insignifiante. Les jours suivants, tout se passa bien ; la plaie sous-hyoïdienne marcha rapidement vers la guérison, le malade paraissait avoir repris toutes ses forces, lorsque un mois et demi environ après l'opération il fut atteint d'une bronchite et succomba quelque temps après à la phthisie aiguë.

Comme on le voit, en intervenant, Roux avait l'intention de profiter de la trachéométrie antérieure, puisqu'il commença par bien assujettir la canule. Il se proposait de permettre à l'air de reprendre son cours à travers le larynx, la bouche et les fosses nasales ; par ce fait, le malade recouvrait ultérieurement la voix, une parole plus forte et le sens de l'odorat. Nous avons omis de dire que le canal aérien était profond, étroit, son orifice inextensible ; l'introduction de la canule fut très-laborieuse, néanmoins la partie sus-trachéale du tuyau laryngien put être franchie. Or, nous le demandons, cette opération eût-elle abouti, si le bistouri n'avait pas eu à diviser des parties de voies aériennes distraites, pour ainsi dire, des voies respiratoires. La suffocation, était ici conjurée, la respiration étant assurée par la canule trachéale maintenue fixe.

L'année suivante un cas analogue se présentait à - Pitié, dans le service de M. Maisonneuve.

Observation XXIX.

(Mussat. (*Thèse de Paris*) 1872, p. 18).

Jeune homme. — Ecrasement du larynx. — Dyspnée, trachéotomie,
Huit jours après et pendant près de trois mois tentatives par la bouche
et par l'ouverture de la trachée, pour combattre le rétrecissement. On
dut finir par y renoncer. — La laryngosténose ne tardait pas à se reproduire lorsque le cathetérisme était interrompu. Le malade sortit de
l'hôpital conservant toujours sa canule.

Dans l'observation suivante on verra quels bénéfices,
un malade retira de la trachéotomie préalable.

Observation XXX.

Delore. —(*Ann. de la Soc. de Med. de Lyon*, 1864, tom. XII, p. 127).

Femme de trente-cinq ans. — A l'âge de dix-neuf ans, syphilis. —
A vingt-huit ans, angine et laryngite. — Amaigrissement. — Toux.
Sueurs nocturnes.

En mars 1863, voix rauque. — Toux fréquente. — Expectoration
abondante. Accès de suffocation. Asphyxie imminente. Disparition
presque complète du voile du palais. — Les menaces d'asphyxie aug-
mentent.

Le 9 mars, trachéotomie. — Application d'une canule. Au laryngoscope on voit deux brides, l'une en avant l'autre en arrière. — Le
4 avril incision de la première à l'aide d'un lithotome caché du frère
Cosme, tranchant du côté concave. — Suffocation légère. — Le 17
avril, section de la bride postérieure à l'aide d'un instrument semblable coupant par sa convexité; les accidents sont nuls.

Le 21 avril, on enlève la canule. — Cinq jours après, la plaie du cou
fut guérie. — État général excellent. — Le rétrecissement ayant de la
tendance à se reproduire, on en pratique plusieurs fois la dilatation à
l'aide de pinces œsophagiennes.

Le 10 novembre, section de la bride postérieure avec le lithotome.
— Aucun accident sérieux. — Depuis lors, voix claire et respiration
libre.

« La trachéotomie ne pouvait être qu'une opération

« préliminaire, il fallait rétablir les fonctions du larynx. »
Ainsi s'exprimait M. Delore dans le cours de son observation. Il nous montre donc qu'il comptait bien ne pas
laisser sa malade porter une canule à perpétuité.

Dans sa thèse inaugurale, M. Masson (1) recommande
de faire la trachéotomie dans les rétrécissements syphi-
litiques et ensuite de hâter autant que possible le moment
où on pourra fermer la plaie.

Une de ses observations est instructive.

Observation XXXI.

Masson. — *(Loc. cit.)*

Femme de vingt-quatre ans. — Rétrécissement syphilitique du larynx.
— Canule depuis deux ans, — L'obstruction du larynx est considérable. — Cautérisation à l'acide chromique. — Amélioration. — Pour
activer la dilatation, Isambert pratiqua sur l'extrémité postérieure
des cordes vocales supérieures, des débridements (Trachéotomie interne, comparable à l'uréthrotomie interne). Amélioration. — Quelques
jours après la malade peut fermer complétement sa canule pendant
cinq et six heures.

Lorsque l'incision du rétrécissement a été opérée la trachéotomie préparatoire permet de le dilater par différents
moyens. Les D\ʳˢ Dolbeau, Richet et Lefort pour des obs-
tructions complètes du larynx pratiquèrent la laryngotomie puis détruisirent directement le rétrécissement. Ces
trois chirurgiens firent ensuite construire des canules
spéciales pour empêcher la rétraction consécutive.

Après la trachéotomie on peut tenter le cathéterisme de
bas en haut ainsi que le fit Chassaignac (2) chez un jeune

(1) Thèse de Paris, 1875.
(2) *Bull. de la Soc. de chirurg.* Séance du 5 janv. 1859.

homme trachéotomisé dix-huit mois auparavant. Les tubes étaient introduits au moyen d'un trocart courbe.

On peut encore mettre en usage des procédés de traitements nouveaux au grand profit des malades.

Observation XXXII.

(Reyher (de Dorpat) *Loc. cit.* p. 334.)

Jeune fille de dix-sept ans. Trachéotomie pour remédier à des accidents asphyxiques d'une perichondrite laryngée. Rétrécissement consécutif siégeant au-dessous de la glotte. — Incision du rétrécissement, après tamponnement de la trachée avec l'appareil de Trendelenburg. — On place dans le larynx un dilatateur spécial : sorte de boule métallique introduite par la plaie trachéale et maintenue dans le larynx par un fil qui sort par l'orifice supérieur des voies respiratoires. Quelque temps après, introduction d'une canule spéciale qui permit à la malade de parler à haute voix.

Observation XXXIII.

(Heine (de Prague). — *Loc cit.*, p. 514.)

Homme de 35 ans. — Trachéotomie antérieure. — Fistule trachéale insuffisante. — Troubles généraux graves. — On place dans la trachée la canule tampon de Trendelenburg et l'on découvre le larynx ; on parvient à maintenir une canule dilatatrice et on remplace celle-ci par le larynx artificiel de Gussenbauer.

Se fondant sur quatre observations personnelles de rétrécissements laryngés Schrotter (1) recommande l'emploi de bougies de zinc de Trendelenburg et le maintien de la canule en place. On rend ainsi aux parties leur motilité en leur faisant perdre leur sensibilité.

Dupuis (2) conseille pour dilater l'orifice artificiel une

(1) *Laryng. Mith. Wien.*, 1875.
(2) *Deutsch med. Wochensch.*, 1874.

sorte de canule en forme de T constituée par la réunion de trois bougies, la première placée dans l'ouverture, les deux autres introduites l'une dans le larynx et l'autre dans la trachée.

Oertel (1) a cité un cas dans lequel après la trachéotomie pratiquée dès le début des accès de suffocation et afin de dilater le larynx, on remplaça la canule ordinaire par une canule à soupape qui laissait pénétrer l'air extérieur dans les bronches, mais forçait l'air venant du poumon à s'échapper par le larynx.

Quelque temps après on augmenta la dilatation en introduisant des bougies prismatiques graduées ; le malade finit par pouvoir laisser sa canule bouchée pendant des journées entières.

Voici une observation que nous devons à l'obligeance de M. le Dr Mandl.

OBSERVATION XXXIV.

(Inédite).

M. S... 40 ans, employé. — Chancre en 1865.— Paralysie de tout le côté gauche en juin 1871. Après un refroidissement, extinction de voix pendant trois jours, puis suffocation pour laquelle il entre à la Pitié le 12 Nov. 1871. — Le même jour trachéotomie. Pendant un an et demi environ la respiration s'effectue quoique avec un peu de difficulté par une canule trop étroite.

En Mars 1873. — Bronchite qui dure deux mois. — A cette époque on constate une sténose de la glotte ; on place une canule percée en haut ; de cette manière le malade peut respirer par la bouche. La glotte devient perméable. — On peut voir au laryngoscope le reflet métallique de la canule par la trachée. — (Bains sulfureux. — Fumigations soufrées.)

Le malade se sert un peu de sa main et de sa jambe gauche.

(1) *Monastch. f. Ohrenh.*, n° 3 1876.

17 *Avril* 1873. — La glotte s'élargit peu à peu, l'aryténoïde gauche est paresseux ; les sons *te le* ne peuvent se produire. (Continuation du traitement.)

6 *Novembre.* — Amélioration notable. Le malade peut parler distinctement avec sa canule, lorsqu'il a soin de la boucher préalablement. Un séjour de 3 mois, hors Paris, à la campagne a amené ce résultat. Il a pu monter deux fois quatre étages en bouchant la canule respirant ainsi par la gorge.

La main gauche reprend aussi de la force.

L'aryténoïde gauche ne fonctionne pas encore mais l'ouverture glottique est plus large et la respiration se fait mieux.

4 *Février* 1874. — Plusieurs séances de dilatation ont été faites par M. Mandl ; le malade les supporte très-bien ; la voix reprend de la vigueur après chaque séance.

16 *Avril.* — Le dilatation n'est que très difficilement supportée ; dans l'intervalle des séances le malade respire et parle assez bien, mais le calibre du larynx est très-petit. (Bains salfureux.)

23 *Avril.* — Amélioration, l'aryténoïde gauche ne fonctionne pas ; il est un peu plus developpé que le droit et un peu plus en avant.

18 *Juin.* — On continue le cathéterisme à intervalles. Le malade va de mieux en mieux et respire sans canule. Les aryténoïdes fonctionnent mal encore.

8 *Juillet.* — Electrisation de la glotte. — Le rhéophore trois fois placé sur la glotte a été bien supporté par le malade.

30 *Juillet,* — Nouvelles séances d'électrisation avec l'appareil de Ruhmkorff.

Nous avons vu le malade récemment. De temps à autre, on lui passe une bougie métallique dans le larynx. Il conserve sa canule, mais seulement par surcroît de précaution Elle reste bouchée toute la journée. La voix est presque normale.

Chez un autre malade qui avait été trachéotomisé pour une sténose de la glotte, M. Mandl obtint par la cautérisation avec le nitrate, une mobilité restreinte des aryténoïdes avec possibilité d'écartement des lèvres vocales qui avaient été adhérentes jusque-là (1).

Le cathetérisme du larynx ne réussit pas toujours même après une section du rétrécissement.

Observation XXXV.

(Boeckel (Gentit. *Thèse de Strasbourg* 1868).

Enfant de 9 ans. — Trachéotomie pour cause de croup, — Canule à demeure — Six mois après chloroformisation puis arrachement de petites masses polypeuses siégeant à l'entrée de la glotte — 4 mois plus tard, nouvelle chloroformisation, on fait passer par l'ouverture de la plaie, à travérs le larynx une sonde de gros calibre après avoir retiré la canule. — Dilatation du rétrecissement. — Quelques jours après établissement d'un tube à demeure dans le point rétréci. — Ce tube est laissé en place sans inconvenients et sans avantages — il est maintenu fixe au moyen de fils passant l'un par l'ouverture de la plaie, l'autré par la bouche. — On dut renoncer à ce mode de traitement.

Incision sur la ligne médiane d'une bride cicatricielle, qui, à la partie postérieure maintenait les aryténoïdes fixés l'un contre l'autre. L'enfant dut conserver son infirmité.

Quant aux rétrécissements de la trachée, si la trachéotomie peut être faite au-dessous du point stenosé, elle permet d'intervenir ensuite d'une façon analogue aux cas précédents. Si, au contraire le point rétréci siége très-bas, il est encore possible après une trachéotomie préalable d'inciser le rétrécissement par l'ouverture de la trachée puis de faire prudemment la dilatation de haut en bas, à l'aide de bougies graduées.

Goître. — La trachéotomie, comme traitement chirurgical du goître a été faite par nécessité à une époque déjà

1. (Mandl. *Trait. des mal du larynx.* Paris 1872 p. 708),

éloignée. Elle n'avait pour but que de prolonger l'existence des malades, gravement compromise.

Mais, est-ce seulement lorsque la suffocation rend l'asphyxie prochaine que l'on doit pratiquer cette opération ? Ne serait-il pas avantageux, parfois, de considérer cette manœuvre opératoire, faite dans un moment de mieux relatif, comme un temps préparatoire ? N'ayant plus à craindre dès lors les accès de suffocation, le chirurgien n'aura-t-il pas toute sa liberté pour débarrasser le malade de son affection en tentant une opération radicale ? C'est Chassaignac[1] qui, si nous ne nous trompons, a entrevu le premier l'utilité de la trachéotomie comme opération temporaire. « Il est certains goîtres constricteurs, dit-il, pour lesquels la trachéotomie rendrait d'éminents services. Nous avons observé par exemple, à l'hôpital Saint-Antoine un cas dans lequel un goître d'un volume peu considérable était constitué par un kyste sanguin dont la présence avait sans aucun doute, déterminé le développement d'un tissu fibreux élastique dans les couches celluleules sous-cutanées. Ce tissu exerçait une constriction telle, que la malade périt dans un accès de suffocation. Nous ne faisons pas de doute que la trachéotomie pratiquée en pareille circonstance n'eut pu sauver cette malade et donner le temps d'attaquer directement la tumeur. »

Néanmoins, jusqu'à nos jours on n'a pratiqué la trachéotomie qu'à la dernière extrémité. Le Dr Edm. Rose, vient, tout récemment de faire paraître un article dont les conclusions si elles sont acceptées, modifieront singulièrement la conduite des chirurgiens. D'aprés cet auteur,

1. (*Traité clinique et pratique des opérations chirurgicales* 1862 p. 594).
2. (*Langenbeck's Archiv. f. Klinische Chirurgie*, XXII, Band).

la mort arrive dans le goître à la suite du ramollissement aigu ou chronique de la trachée, qui se transforme plus ou moins rapidement, plus ou moins complétement, en un tissu flasque, dépressible, qui la rend comparable à un tube de caoutchouc, à une sorte de ligament creux. Tous les moyens de cure radicale, autres que l'extirpation, n'agissent qu'en déterminant la rétraction fibreuse du goître, en changeant, comme Chassaignac l'a démontré, le goître simple en un goître constricteur qui étrangle cette trachée déjà affaiblie. L'extirpation totale est seule possible ; or, celle-ci exagère encore les dangers inhérents à la dégénération de la trachée.

Pendant le sommeil chloroformique, après une perte de sang même légère, dès que le goître, détaché de la trachée, cessera de lui servir d'attelle, le moindre mouvement de la tête et le malade meurt sous les yeux du chirurgien. Il n'y a de sécurité que lorsque la canule a été introduite dans la trachée. Même après une extirpation heureuse la mort a pu survenir subitement par asphyxie, dans les premiers jours, sous l'influence de la même cause. Consécutivement la réparation de la plaie menace, en outre, l'opéré d'un rétrécissement trachéal.

Un seul remède est toujours efficace, c'est la canule à demeure. Grâce à elle, la gêne respiratoire disparaît, les veines du cou se déchargent, le ramollissement devient inoffensif. Le danger de la médiastinite auquel le malade était exposé, s'évanouit aussi. Ainsi donc, il faudra faire la trachéotomie pour deux raisons principales ; pour éviter la mort pendant l'opération et ensuite pour prévenir le rétrécissement. Pendant cette opération il faudra jusqu'à ce que la trachée soit ouverte *assurer absolument l'immo-*

bilité de la tête et épargner le sang. C'est le plus intelli-
gent des aides, M. le professeur Pajot ajouterait « et le
moins jaloux » qui sera chargé de ce soin.

Sur cinq observations d'extirpation de la thyroïde,
annexées au mémoire de Rose, il y a quatre succès et une
mort.

Voici deux de ces observations; les sujets dont l'histoire
est rapportée subirent la trachéotomie puis guérirent à la
suite d'une opération radicale,

Observation XXXVI.

Fillette de 14 ans, accès de suffocation incessants, opération le
27 septembre 1876. A gauche le goître avait le calibre d'une pomme
à droite celui d'un œuf de poule. La trachée était en fourreau de sabre
et avait la minceur du papier à lettre.

Durée de l'opération 1 heure 2|3, 27 ligatures, pansement à ciel
ouvert. — Le 13 janvier, ablation de la canule. — Le 20, plaie complètement refermée.

Observation XXXVII.

Garçon de 13 ans. Goître datant de trois ans. — Gêne respiratoire,
accès d'asphyxie — Opération le 14 décembre 1876. La tumeur principale était de la grosseur d'une pomme et avait refoulé à droite de
trois travers de doigt la trachée aplatie et molle. Induration du tissu
cellulaire environnant la tumeur. Durée de l'opération : 4 heures. —
On pratiqua 87 ligatures. — Le 9 février on enlève la canule : dès
lors la plaie se referme rapidement. Le 5 mars elle est complètement
guérie.

Quelle conclusion tirer des faits et gestes du professeur
Rose ? Juger la théorie ne nous appartient pas. Vu le trop
petit nombre d'observations publiées, le plus sage est
encore de s'abstenir et d'attendre des opérations ulté-

rieures. Quoi qu'il en soit, le procédé est rationnel, prévient mieux qu'un autre, les chances de mort qu'entraîne l'ablation totale du corps thyroïde, et, si grâce à cette nouvelle méthode les chirurgiens qui feront l'ablation du goître, cessent d'être considérés comme des audacieux, Rose aura droit à toute la reconnaissance des praticiens.

CHAPITRE II

DE LA BRONCHOTOMIE FAITE PRINCIPALEMENT POUR ÉVITER L'ÉCOULEMENT DU SANG DANS LES VOIES AÉRIENNES ET ASSURER L'EMPLOI DES ANESTHÉSIQUES.

Dans cette partie de notre travail, avant d'aborder la question importante de l'écoulement du sang dans les voies aériennes pendant les opérations, nous devons signaler quelques faits de trachéotomie, qui se rattachent à la ligature des polypes des fosses-nasales, du pharynx et de l'œsophage, et à la retrocession de la langue. Nous allons voir quels services l'ouverture de la trachée a rendu et aurait pu rendre dans les mains de chirurgiens trop timides.

Dans un fait publié par Dallas [1] en 1763, il s'agit d'un vieillard, porteur d'une tumeur implantée à environ 10 centimètres au-dessous du larynx, sur le paroi antérieure de l'œsophage. Pendant les vomissements, la masse morbide qui était mobile, montait dans le pharynx et la cavité buccale, jusqu'à toucher l'arcade dentaire. Elle gênait alors tellement la respiration, qu'il fut décidé en consultation, que la trachéotomie serait pratiquée préala

1. (*Essays and observation physic and litterrary*, t. III, p. 525).

blement afin que le malade puisse respirer jusqu'à ce qu'on ait pu appliquer une ligature sur le polype. Malheureusement il fut impossible d'embrasser avec le fil la racine de la tumeur qui continua à faire des progrès et amena la mort deux ans plus tard.

Dans l'*Union médicale* de 1848, nous trouvons une observation de Blandin des plus instructives. La voici sommairement.

OBSERVATION XXXVIII.

(Loc. cit. p. 14).

Homme de 27ans. — Gêne dans la respiration depuis trois ans. — Depuis cinq mois cette gêne est devenue considerable: — Hémorrhagies par le nez et par la bouche. A l'examen le voile du palais est abaissé et f ait une saillie au fond de la cavité buccale. — La tumeur ferme entièrement l'orifice postérieur des fosses nasales ; elle est peu mobile et adhère par un pédicule très-court au voisinage de l'ouverture de la trompe d'Eustache. Blandin porte une ligature sur le pédicule de la tumeur. Cette ligature est maintenue à l'aide d'un serre nœud. Pendant trois jours on la resserre chaque matin. — La tumeur alors a un volume plus considérable ; sa présence améne une très-grande difficulté de la respiration. — Le cinquième jour, accidents de suffocation trèsgraves. Dans le but de les conjurer et d'en faire disparaître la principale cause en hâtant la chute du polype, on serre la ligature mais elle se rompt. Le huitième jour la suffocation est telle que Blandin pratique la trachéotomie. — Introduction d'une canule à demeure. — La suffocation cesse aussitôt. Deux jours plus tard extraction du polype avec des pinces.

La canule est laissée en place pendant plusieurs jours puis retirée. La plaie marchait rapidement vers la guérison lorsque, quelque jours après, une suffocation marquée se montra. L'asphyxie devint imminente. Blandin rouvrit la trachée en incisant le tissu de cicatrice formé sur le lieu de la première opération, puis plaça une canule à demeure. — La respiration devint libre.

Assurément cette observation est une de celles où la puissance de la chirurgie se montre dans tout son éclat;

le malade retira ici et deux fois, tous les bénéfices de la trachéotomie conservatrice. Dans le premier cas la chute du polype sur l'ouverture du larynx, ne pouvait pas faire craindre l'asphyxie, la canule trachéale donnant à cet égard une parfaite sécurité.

Admet-on que la ligature d'un polype naso-pharyngien puisse amener le développement d'une laryngite, ici encore la trachéotomie est indispensable, et M. Moulinié[1] dans un cas de tumeur analogue à la précédente, n'eut pas eu un échec à enregistrer, s'il avait eu recours à la trachéotomie avant de procéder à la ligature.

L'énumération des cas où les sujets opérés paraissent avoir succombé faute de trachéotomie, serait trop longue. Cependant, nous ne pouvons passer sous silence les deux suivants. Dubois raconte qu'un homme « sur lequel la ligature avait été faite, fut trouvé mort dans son lit quelques jours après. A l'ouverture du cadavre, on trouva le polype dont le pédicule avait été coupé, remplissant par son volume, presque toute la partie supérieure du pharynx et fermant exactement l'ouverture de la glotte. » L'*Union médicale* du 8 janvier 1848, rappelle qu'à la suite d'une ligature exécutée par Lisfranc sur un malade de la Pitié, le polype se détacha la nuit pendant le sommeil et qu'il y eut une violente suffocation qui se serait sans doute terminée par la mort si l'extraction du corps étranger n'avait été faite immédiatement à l'aide des doigts portés profondément dans la cavité du pharynx.

Bell le premier, recommanda la bronchotomie pour

1. (*Archiv. de Méd.* 1834 2ᵉ *série*, 5 p. 650).

les polypes durs et volumineux implantés à la partie supérieure du pharynx et descendant jusqu'à l'épiglotte. Il doit être difficile et dangereux de les opérer dit-il, si l'on ne commence par fendre la membrane crico-thyroïdienne pour entretenir la liberté de la respiration pendant qu'on lie la tumeur et jusqu'à la chute de la ligature.

Cette idée est reproduite dans l'*Encyclopédie des sciences médicales* parue en 1841 [1], comment se fait-il qu'un chirurgien de la valeur de Lisfranc semble avoir ignoré tous les avantages inhérents à cette ouverture préalable du larynx.

Un accident qui a beaucoup préoccupé les chirurgiens à une cetaine époque, est l'asphyxie par rétraction musculaire de la langue dans les cas de résection du centre du corps du maxillaire inférieur. Le professeur Lallemand, pratiquant cette opération fut obligé d'avoir recours à la trachéotomie pour sauver son malade de l'asphyxie. Dupuytren qui croyait possible cette rétrocession de la langue avait entrevu qu'elle pouvait avoir lieu non-seulement pendant l'opération, mais quelques temps après comme accident consécutif. Dans ces cas, nous pensons, avec nos maîtres, que l'ouverture des voies aériennes n'est indispensable que lorsque un caillot sanguin, ayant pénétré dans le larynx, n'en pourrait sortir que par une voie artificielle, car, ce refoulement de la langue en arrière, qui n'est pas plus à craindre ici que dans la chloroformisation ordinaire sera toujours victorieusement combattu par l'application d'une érigne, ou de pinces. Dans le cas peu probable où ces instruments

1 (*Troisième division. Chirurgie med. oper* p. 838).

manqueraient, les doigts plongés profondément dans le pharynx et sur les parties latérales du larynx réussiraient d'autant plus facilement qu'on aura pratiqué une plus large déperdition de substance.

De l'écoulement de sang dans les voies aériennes. — Nous arrivons enfin à une des parties essentielles de notre travail ; nous allons avoir en vue les affections chirurgicales qui, par leur présence ou à la suite de leur traitement, peuvent amener le chirurgien à pratiquer l'ouverture des voies aériennes pour un des accidents les plus redoutables, nous voulons parler de la pénétration du liquide sanguin dans l'arrière gorge et la trachée.

Ce danger sérieux, l'opérateur l'aura à craindre, toutes les fois qu'il portera un instrument tranchant sur la cavité buccale, les fosses nasales, leur arrière cavité, le pharynx et le larynx. Dans des cas trop nombreux, hélas ! les accès de suffocation survenus ont été suivis de mort. Aussi, a-t-on recommandé dans ces opérations sanglantes des voies aériennes supérieures, de ne pas pousser trop loin l'action des anesthésiques ; car, si, en temps ordinaire, le malade échappe au danger, soit en avalant, soit en rejetant le sang qui gêne la respiration ; sous l'influence du chloroforme, la sensibilité et le pouvoir excito-moteur étant abolis, l'organisme est menacé dans ses moyens de protection.

Quelques auteurs ont cru même devoir condamner absolument l'usage de l'anesthésie dans certains cas difficiles.

Pouvons-nous accepter cette ligne de conduite, comme se le demande M. Nepveu[1], dans un article où cette ques-

1. (*Opinion médicale* du 2 juillet 1870).

tion est résumée savamment? Pouvons-nous aborder une opération longue et laborieuse, telle que l'éradication d'un polype naso-pharyngien, la résection d'un maxillaire, l'amputation de la langue, sans faire bénéficier le malheureux malade, d'un agent qui va soustraire son organisme à la secousse périlleuse d'une opération sanglante, sans réclamer, en un mot, le concours efficace de l'anesthésie, l'une des plus précieuses conquêtes de la chirurgie contemporaine. Enfin, le chirurgien lui-même, dont la présence d'esprit est ici d'une impérieuse nécessité, n'opèrera-t-il pas *tuto et jucunde* sur un sujet endormi?

Pour assurer l'emploi des anesthésiques, mais surtout pour éviter que le sang ne s'engouffre dans la trachée et ne produise ainsi la mort pendant les opérations, sont nées plusieurs modifications importantes. C'est ainsi que Chassaignac donne le conseil d'attendre le moment du réveil ou les quelques instants qui le précèdent pour faire agir l'instrument tranchant. Mais, si cette précaution peut être utilisée pour les opérations de très-courte durée, comme l'ouverture d'un abcès, l'excision des amygdales, etc., remplit-elle le but promis, et ne doit-on pas lui préférer l'abstention, quand on entreprend une opération plus longue.

Gerdy, Amussat et M. Sédillot, qui les premiers ont eu recours à l'anesthésie dans ces circonstances, recommandent d'incliner de côté la tête des malades; mais, si cette manœuvre est avantageuse pendant les opérations qui se pratiquent dans la bouche, rarement elle donnera de bons résultats, quand on opérera dans l'arrière gorge. Quoi qu'on fasse, le pharynx restera le point le plus décli ve ou tendront à s'accumuler les liquides soumis à l'action de la pesanteur.

Notre maître, M. Verneuil qui est le premier à avoir attaché sa véritable importance à la pénétration du sang dans les voies aériennes et digestives emploie depuis long-temps le tamponnement préalable des fosses nasales dans la plupart des opérations sérieuses qu'il pratique sur cette région. Ce moyen rend en outre possible l'anesthésie complète pendant toute la durée de l'opération et, à ce propos, notre maître fait remarquer que l'anesthésie supprime les causes de congestion subite de la face et diminue l'écoulement de sang veineux à la surface de la plaie.

Outre ces recommandations applicables, surtout aux opérations pratiquées sur le squelette, il en est une autre, émanant aussi de notre maître, et qui concerne les opérations pratiquées sur la joue et les lèvres toujours dans le même but ; c'est de ne toucher à la muqueuse buccale qu'au dernier temps de la manœuvre opératoire. Ces mêmes mesures peuvent être prises dans les résections partielle ou totale des maxillaires. Pour le maxillaire supérieur, par exemple, lorsqu'il ne tient plus que par l'apophyse ptérygoïde, le temps nécessaire pour terminer l'opé ration est alors assez court pour que le sang qui tombe dans la bouche ne puisse plus donner lieu à aucun accident. De même la muqueuse buccale n'est ouverte qu'après que les parties molles ont été décollées.

Tout récemment M. Langenbuch (1) pour les opérations qui se pratiquent sur la langue recommande la liga-

1. (*Archiv. f. Klin. Chirurgie* vol. XXII, falc. I. p. 72, 1878).

ture temporaire de cet organe faite en arrière du point sur lequel doit porter l'instrument divisant. Ce procédé, revient à peu près au procédé employé en France et décrit sous le nom de forcipressure préventive. Cette méthode d'hémostase n'est généralement pas adoptée on lui préfère encore l'écrasement linéaire et cependant l'emploi de cet instrument est parfois accompagné d'hémorrhagies qui se font petit à petit, *hypocritement* pour ainsi dire. Si le malade est chloroformé, cette hémorrhagie |sera redoutable. Si le sujet est âgé, gras et à circulation défectueuse, le danger sera plus grand encore; l'hémorrhagie qui semble insignifiante va former un caillot à l'ouverture des voies aériennes et le malade étouffera.

Le thermo-cautère si utile dans certains cas est un instrument infidèle quand on fait avec lui une opération intéressant la langue.

La bronchotomie préliminaire dont l'utilité est si incontestable dans certaines opérations pratiquées sur le cou, devait aussi être préconisée pour les maladies des régions que nous venons de passer en revue. Ici, tout en facilitant la chloroformisation, elle va empêcher le sang de se précipiter dans la trachée en permettant au chirurgien d'oblitérer tout à son aise les voies aériennes supérieures. Passons en revue les différentes affections dans le traitement desquelles elle est venue seconder heureusement l'opérateur.

Pseudoplasmes du pharynx et des fosses nasales. — L'écoulement de sang qui accompagne l'ablation de ces tumeurs est généralement peu abondant; cependant, lorsqu'il s'agit d'un pseudoplasme que l'on doit disséquer, on peut avoir à craindre une hémorrhagie sérieuse si les vais-

seaux sont développés. A la séance de la Société de chirurgie du 6 juillet 1870, Demarquay rapporte avoir vu Blandin pratiquer l'opération de la trachéotomie sur un enfant
chez lequel on essaya sans succès l'arrachement d'un polype naso-pharyngien ; il y eut une hémorrhagie fou-
droyante et sans l'ouverture préalable des voies aériennes
le malade aurait succombé inévitablement. (1)

M. Verneuil (2) en opérant un enfant atteint de la
même affection, eut à combattre une hémorrhagie qui
partit du polype une fois le maxillaire supérieur enlevé.
Une pince fut appliquée sur le pédicule, mais l'hémorrhagie continua. L'enfant étouffait, criait et rejetait du
sang ; on fit des irrigations d'eau froide dans la gorge. Le
malade fut à peine recouché que la syncope arriva ; on
aspira le sang contenu dans les voies aériennes et l'on y
insuffla de l'air. L'enfant respira et se mit à crier ce qui
ramena l'écoulement qui avait été arrêté par la syncope.
Les mêmes manœuvres furent recommencées mais l'enfant
succomba malgré tous les efforts tentés pour le secourir.

La mort fut-elle due ici à la position verticale que l'on
fit prendre à l'opéré afin d'arrêter le sang, c'est-à dire à
la syncope, ou bien à la pénétration du sang dans la trachée, c'est-à-dire à l'asphyxie? Nous pensons avec M. Verneuil que la réapparition des accidents à chaque nouvelle
irruption de liquide sanguin dans les voies aériennes, et
le retour momentané à la vie par l'aspiration de ce même
liquide plaident en faveur de la seconde hypothèse.

A propos d'une malade qui portait aussi un polype

1. Cette observation a été publiée, mais faute d'indications bibliographiques
précises, nous n'avons pu en retrouver l'original dans les annales de la science
2. (*Bull. de la soc. de chirurgie* 1870).

naso-pharyngien, Demarquay, ayant songé à pratiquer la trachéotomie avant l'opération fondamentale, ne le fit pas cependant pour diminuer le traumatisme. Il eut à s'en repentir car la malade mourut pendant l'opération et l'autopsie démontra que l'arbre bronchique était rempli de sang tombé dans la trachée durant l'opération (1) Nous pourrions multiplier ces faits.

Depuis cette époque, Underhill, Baker et Ratton en Angleterre, Busch en Allemagne ont publié chacun une observation de tumeur du pharynx dont l'ablation a été précédée d'une bronchotomie temporaire.

Underhill reconnaît que la trachéotomie est une opération facile et comparativement sans danger. Le chloroforme peut être administré facilement et avec efficacité à travers la canule trachéale; le malade peut respirer en toute liberté.

Il préconise ensuite, pour empêcher le sang de faire irruption dans l'œsophage et la trachée, de placer une éponge à la partie postérieure du pharynx et enfin il recommande d'employer une canule non fenêtrée et correspondant exactement au calibre du tube aérien.

OBSERVATION XXXIX.

A Underhill. — (*The British. med. Journal* 1875 — Mars p. 343) (Résumée d'après une traduction de M. Halloran,.

Garçon de 14 ans — Dyspnée — Hémorrhagies nasales — Amaigrissement. A droite, voile du palais considérablement repoussé en avant et en bas. Le doigt porté dans le pharynx, puis retourné en crochet sur le voile du palais perçoit un certain nombre de petits corps calcaires qui obturent l'ouverture postérieure des fosses nasales —

1. (*Gaz. des hôpit.* 1873, p. 805).

Trachéotomie. — Grand soulagement, mais les polypes augmentant de volume amènent de la dysphagie. — Quinze jours après la trachéotomie, résection du maxillaire supérieur droit, puis extraction des polypes avec l'ongle et l'écraseur. L'opération amena une hémorrhagie et il fallut cautériser au fer rouge. Le malade ranimé momentanément succomba sept heures après l'opération.

Dans le cas de M. A. Baker il est permis de se demander si la laryngotomie préventive était bien indiquée ; cet auteur la pratiqua parceque la tumeur avoisinait le triangle sous-maxillaire et pouvait faire craindre une hémorrhagie soudaine, or, il n'y eut pas d'écoulement de sang. Néanmoins, le chirurgien reconnaît que l'ouverture du canal aérien rendit l'opération fondamentale beaucoup plus commode pour l'opérateur. Voici cette observation :

OBSERVATIAN XL.

Alf. Baker *British. mcd. Journ.* Août 1877 p. 138 (Résumée d'après une traduction de M. Halloran).

Jeune homme de 19 ans. — Dysphagie. — Tumeur du volume d'un œuf de poule faisant saillie à la partie externe et supérieure du cou, du côté droit, au-dessous de l'angle de la mâchoire inférieure. — Parties voisines distendues.

Dans la cavité buccale, tumeur volumineuse commençant à droite au-dessus du voile du palais, qu'elle déprime avec le pilier antérieur et l'amygdale du côté correspondant. — La tumeur s'avance profondément dans le pharynx.

Après anesthésie, laryngotomie. — La respiration s'effectue à travers le tube laryngien. — Résection d'une portion de l'os maxillaire supérieur droit. Enucléation de la tumeur. — Ablation entière. Il y eut si peu d'écoulement de sang qu'il ne fallut lier aucun vaisseau. — Le malade alla de mieux en mieux, moins d'un mois après l'opération, il commença à manger de la viande et quitta l'hôpital quelques jours après.

Dans l'observation suivante, l'hémorrhagie fut au contraire assez abondante, néanmoins (et le chirurgien l'a noté avec satisfaction) le malade ne cessa pas un moment de rester paisible durant toute l'opération.

On eut le tort d'obturer la plaie avec de la charpie imprégnée de perchlorure de fer et de retirer trop tôt les éponges. Les secrétions mélangées à ce liquide s'accumulèrent à la partie postétieure du pharynx, furent dégluties et vinrent exercer une action caustique d'un bout à l'autre de l'œsophage, comme l'autopsie l'a démontré.

Que n'a-t-on cautérisé au fer rouge ainsi que le fait dans certains cas M. Verneuil, le moyen aurait suffi assurément.

OBSERVATION LXI.

(L. Ratton *The Lancet* 1877 II p. 648) (Résumée d'après une traduction de M. Halloran.)

Jeune homme de 18 ans, tumeur proéminant par la narine gauche et soulevant la lèvre supérieure. Os propres du nez repoussés en haut presque à angle droit. Portion osseuse du palais entièrement détruite. — Le 28 mai 1877 Chloroformisation. — Laryngotomie. — Introduction d'une canule. Le pharynx et l'arrière-gorge sont soigneusement bouchés à l'aide d'éponges molles. La respiration et l'inhalation du chloroforme continuèrent de s'effectuer à travers le tube trachéal. Resection d'une portion du maxillaire supérieur. — Ligature puis excision de la tumeur. — L'hémorrhagie assez abondante est arrêtée avec des bourdonnets d'ouate impregnés d'une solution de perchlorure de fer. — La plaie est suturée. — Les éponges furent retirées et on s'efforça de ramener le malade tombé en défaillance. Il ne revint à lui que pour retomber dans le collapsus et mourir quelques heures après l'opération.

Le cas raporté par M. Busch[1] est celui d'un lipome

---

1. (*Berlin. Klin. Wochens*, n° 13, p. 178. 1877).

lobulé rétro pharyngien. La masse morbide remplissait toute l'arrière gorge du sujet, âgé de soixante ans, et devenait visible dès qu'on lui faisait ouvrir la bouche. On pratiqua d'abord la laryngotomie crico-thyroïdienne qui soulagea considérablement la respiration, puis *quinze jours plus tard* on extirpa la tumeur avec les doigts et les ciseaux à travers le voile du palais incisé. L'auteur reconnaît que l'extraction de cette tumeur nécessita un temps assez long pour que le sujet eut été en danger d'asphyxie sans la bronchotomie préalable.

Cette observation intéressante est analogue à celle que nous avons recueillie dans le service de M. Verneuil et que nous reproduisons *in extenso*.

Observation XLII.

Sarcome prévertébral de la région pharyngienne. — Suffocation. — Thermo-trachéotomie. — Chloroformisation par la canule. — Incision du voile du palais. — Vaines tentatives d'extirpation en bloc de la tumeur. — Extraction de quelques fragments. — Amélioration.

Le 20 mars 1878, est entrée, salle Saint-Augustin, n° 2, une nommée Vielle, Eugénie, âgée de 19 ans, journalière, de Pommiers (Aisne).

Elle travaille aux champs et elle est assez fatiguée du voyage qu'elle a fait pour se rendre à Paris. Elle est issue de parents qui jouissent habituellement d'une bonne santé et ne présente d'ailleurs aucune manifestation du rachitisme ou de la scrofule. Elle a un frère qui n'a jamais été malade.

Avant l'âge de 12 ans, elle a eu une maladie qu'elle ne peut définir, et, il y a deux ans et demi (en septembre 1875), la fièvre typhoïde. Son alimentation a toujours été assez insuffisante.

Elle raconte qu'elle est sujette à s'enrhumer du cerveau, mais ne peut pas nous dire si dans son jeune âge elle ronflait pendant son sommeil.

Réglée à 15 ans, les évacuations sanguines ont toujours été régulières ; elles ont cessé de se montrer depuis environ quatre ou cinq mois. A compter de cette dernière époque, elle a commencé à avoir de l'obstruction des fosses nasales, embarras qui sollicitait fréquemment chez elle le besoin de se moucher. La respiration devint gênée. Cependant pas de saignements de nez antérieurs, ni d'écoulements de liquide par les narines, ni d'envies de vomir. Depuis le début du mal, les forces ont diminué de plus en plus ; quelque temps après, des accès de suffocation se sont manifestés et la déglutition est devenue très-difficile.

Pas de maux de tête. — Le sommeil est resté bon ; il est même plus prolongé qu'autrefois ; l'appétit est conservé. Il n'y a jamais eu de claudication ni d'engourdissement quelconque dans les bras ou dans les jambes. Depuis quinze jours environ, la paupière supérieure gauche est abaissée et les objets sont vus doubles dans certaines positions de la tête.

Etat actuel. — La malade est en apparence assez bien portante ; elle a de la fraîcheur, mais elle est extrêmement maigre et les membres sont grêles. La parole est nasonnée, presque inintelligible. En faisant ouvrir la bouche, ce qui frappe tout d'abord c'est la présence dans l'arrière-gorge d'une tumeur remplissant la cavité pharyngienne dans toute sa hauteur et repoussant fortement en bas et en avant le voile du palais. Ce repli arrive presque au contact de la langue et ses dimensions transversales semblent plus petites.

Le doigt introduit dans la cavité buccale peut à peine atteindre les limites du mal ; on ne peut pas passer derrière le bord du voile du palais. Le volume de la masse morbide est tel qu'on se demande comment la respiration s'effectue encore.

La langue projetée hors de la bouche dévie sa pointe à gauche ; il existe une surdité assez prononcée de l'un et de l'autre côté et le nez est bouché à droite et à gauche ; il est impossible à la malade de se moucher et de percevoir les odeurs ; toutefois à l'examen de l'orifice antérieur des fosses nasales, on n'aperçoit aucun prolongement de la tumeur ; il n'y a pas non plus de déviation de la cloison.

La face n'a pas subi de déformation, il n'y a pas la moindre apparence d'exophthalmie, mais, à gauche, le globe oculaire est dévié en dehors et reste fixé dans ce strabisme divergent. Il y a une chute de la paupière supérieure et de la diplopie ; néanmoins les pupilles sont égales. Pas de conjonctivite ni d'épiphora.

Le facial paraît intact. Aucuns troubles cérébraux ; pas d'œdème. La respiration est pénible ; la bouche est constamment entr'ouverte pour laisser passer l'air. Envie continuelle de dormir ; à peine la visite est-elle terminée que la malade tombe dans un sommeil accompagné de ronflements bruyants.

A la suite de cet examen, M. Verneuil fait quelques réserves sur le diagnostic, il ne reconnaît pas là les caractères, le cachet d'un polype naso-pharyngien. Il s'agit, en effet, d'une femme et dans ce sexe rien n'est plus rare que cette sorte d'affection ; en outre, la tumeur proémine à gauche, son développement a été rapide, il n'y a jamais eu d'hémoptysies, particularités qni constitueraient autant d'exceptions. M. Verneuil pense avoir affaire peut-être à un adénome post-pharyngien. Les tumeurs cancéreuses ont encore été observées daus ces régions, mais alors, les ganglions lymphatiques correspondants seraient engorgés et la santé générale aurait subi une altération plus profonde.

M. Verneuil estime qu'il est impossible de laisser une jeune fille de 19 ans avec une tumeur de cette nature qui la voue à une mort certaine. Il faut donc en tenter l'extraction, ou, tout au moins, faire une opération exploratrice.

On laisse reposer la malade pendant quelques jours. Durant cette période l'état reste stationnaire; toutefois le 25 mars au matin, la malade présente uue légère cyanose ; elle a quelques nausées et vomissements glaireux.

27 Mars. — Tout est préparé pour l'opération qui doit se faire en plusieurs temps. Dans la séance d'aujourd'hui, M. Verneuil compte pratiquer le temps de nécessité qui permettra simplement à la malade de respirer un peu mieux. En voulant essayer une cure radicale, on s'exposerait à voir mourir la patiente d'hémorrhagie.

La bouche étant largement ouverte et la langue tirée au dehors, M. Verneuil se propose d'abord de fendre le voile du palais du haut en bas à l'aide du thermo-cautère, de réséquer ensuite avec la chaîne d'écraseur la portion de tumeur qui fera probablement irruption à travers l'ouverture pratiquée et de remettre à plus tard l'ablation du reste du néoplasme.

Comme pour opérer dans ces régions, il faut éviter à tout prix un spasme de la glotte, la chloroformisation sera employée.

La malade est couchée sur la table et l'agent anesthésique est administré suivant les procédés ordinaires ; mais à cause de l'espace restreint qui existe entre la face inférieure de la tumeur et la base de la langue, la respiration est très-gênée.

La bouche est difficile à entr'ouvrir, la malade s'agite, se mord la langue. *On persévère environ vingt-cinq minutes* sans rien obtenir de décisif, il ne se montre aucune apparence de résolution. A un moment donné le passage de l'air ne s'effectue plus du tout, la malade devient livide, cyanosée ; les veines du cou se gonflent, en un mot, il y a menace de suffocation.

Instantanément M. Verneuil se décide à pratiquer la trachéotomie, que, du reste, il avait fait entrer dans son plan opératoire si le besoin se faisait sentir. Aussi, tous les instruments nécessaires pour cette opération avaient été tenus prêts.

Placé à la droite de la malade, notre maître, à l'aide du couteau le plus épais du thermo-cautère, maintenu au rouge sombre, fait une incision de haut en bas sur la ligne médiane et arrive couche par couche jusqu'à la trachée. Pendant cette section des parties molles, il ne rencontre qu'une petite veine sur laquelle est appliquée une pince hémostatique. Une fois parvenu sur la trachée, M. Verneuil en pratique l'ouverture toujours avec le thermo-cautère. On aperçoit alors facilement la paroi postérieure du conduit aérien. L'incision est agrandie dans l'étendue qu'il convient, avec un bistouri. La dilatation de l'ouverture et l'introduction de la canule ne présentent aucune difficulté Pendant cette opération, dont la durée est d'une minute environ, il s'écoule à peine une cuillerée à café de sang.

La malade dont les fonctions respiratoires et circulatoires se sont immédiatement rétablies est rapportée dans son lit, la destinée de l'opération fondamentale restant la même.

Dans la journée la plaie est pulvérisée avec une solution phéniquée.

Le soir, il y a trois degrés d'ascension dans la température 39°2.

28 *Mars.* — Etat général légèrement amélioré. La trachéotomie a dégagé la respiration. Pas le moindre gonflement nu cou. Peau fraîche, — 20 respirtions. T, A. 37, 3,

Dans la journée la malade demande à manger du poulet et du mouton. — Le soir T. A. 38.

29 *Mars*. — Pas de céphalalgie — 24 Resp. T. 37, 4. Le sommeil est bon, la peau fraîche. Légère douleur au niveau de la plaie de la trachée — La plaie a très-bon aspect et ne présente aucun gonflement.

30 *Mars*. — Etat général bon. Pas de céphalalgie. — La malade va bien à la selle T. 37, 4.

1ᵉʳ *Avril*. — La plaie est en bon état ; toujours pas de fièvre. — Tendance au sommeil.

2 *Avril*. — Il n'y a plus cette teinte légèrement asphyxique notée les premiers jours. L'appétit est bon, le sommeil aussi.

5 *Avril*. — Moins de somnolence dans la journée. — Appétit bon. Inégalité des pupilles. Nez légèrement dévié à gauche.

9 *Avril*. — La plaie qui bâillait un peu est revenue sur elle-même La respiration s'effectue bien par la canule.

Opération fondamentale le 10 Avril.

Une éponge imbibée de chloroforme est placée devant l'ouverture de la canule à trachéotomie. Aucun effort de toux ne se produit et au bout de deux minutes l'insensibilité est obtenue, sans le moindre phénomène d'excitation ; deux ou trois fois un bras soulevé puis abandonné à lui-même retombe comme une masse inerte.

Ainsi que pour la première opération l'ouverture de la bouche est laborieuse ; les mâchoires sont maintenues fortement écartées à l'aide d'un coin de bois porté le plus loin possible entre les arcades dentaires. La langue est déprimée.

Pour éviter l'hémorrhagie, M. Verneuil pratique avec le thermocautère, sur la ligne médiane du voile du palais, une incision verticale d'environ trois centimètres, allant du bord postérieur de la voûte osseuse à la base de la luette avec laquelle la tumeur a contracté de légères adhérences.

L'indicateur, introduit entre les lèvres de cette incision, tombe sur une masse volumineuse, immobile, difficile à circonscrire. En haut on arrive bien à la limite du mal, mais inférieurement le doigt n'atteint pas l'extrémité inférieure de la masse qui se prolonge très-bas dans le pharynx.

La tumeur, étroitement unie à la paroi postérieure du pharynx, s'insère dans l'étendue d'environ cinq centimètres, a la colonne vertébrale, probablement sur les corps des deuxième, troisième et quatrième vertèbres cervicales, laissant libre en haut la première et l'apophyse basilaire.

La masse, à partir de son insertion, s'élargit latéralement et se prolonge en haut et en bas de façon à offrir au moins huit centimètres dans le sens vertical et cinq centimètres transversalement.

A l'aide d'une forte érigne d'abord, et, ensuite de tenettes à taille, on saisit la production morbide et on essaye de l'attirer au dehors ; mais, toutes les tentatives d'extirpation en bloc sont vaines, les instruments pénétrant dans une masse colloïde et fibro-plastique, la déchirent ou l'écrasent facilement.

L'extirpation complète étant impraticable on se contente d'extraire plusieurs fragments, qui, réunis représenteraient environ le volume d'un œuf de poule et on s'efforce de broyer le plus possible ce qui reste de la tumeur. Ces manœuvres ne déterminent qu'une médiocre hémorrhagie.

11 *Avril.* — Pouls 100. — T. A. 37.4. La langue est un peu enflée. Néanmoins la respiration s'effectue mieux et la malade peut se moucher. L'haleine est légèrement fétide. Pour atténuer l'infection par le pus qui va s'écouler sans cesse dans le tube digestif, on engage la malade à manger (Limonade citrique).

12 *Avril.* — Dysphagie depuis hier soir. — La malade n'a pu prendre qu'un peu de bouillon ce matin. Elle écrit : « *La langue n'est plus enenflée, mais je ne peux pas avaler.* » (Tisane chaude. — Sinapismes aux membres inférieurs).

13 *Avril.* — Pas de fièvre. Peau fraîche (Lait et chocolat).

15 *Avril.* — Aspect général meilleur. La bouche peut s'ouvrir un peu plus largement.

17 *Avril.* — La malade a souffert des dents cette nuit. Léger engorgement phlegmoneux du tissu cellulaire des joues et des gencives (Cataplasmes).

18. *Avril.* — Pas de douleurs, mais dysphagie. Les aliments reviennent en partie par les fosses nasales.

24 *Avril.* — La bouche peut être ouverte plus largement, ce qui permet d'examiner l'arrière-gorge. Après avoir enlevé les mucosités blanc-jaunâtres assez épaisses qui recouvrent cette région, on constate

qu'une bonne partie de la tumeur (toute la portion droite) a été détruite par l'arrachement. En ce point, il n'y a plus qu'une excavation.
A gauche, au contraire, tout en étant, du reste, moins proéminente
qu'avant l'opération, la masse morbibe persiste et la moitié correspon
dante du voile du palais est encore soulevée.

En palpant attentivement les régions sous-maxillaires on ne découvre
qu'un ganglion du côté gauche dont le volume soit très-légèrement
augmenté.

D'ailleurs, la malade respire très-bien et a un excellent appétit. En
prenant la précaution de n'avaler à la fois qu'une petite quantité d'a-
liments et de boissons elle ne les rejette plus par les narines. Malgré
cela, elle reste pâle, maigre et d'une faiblesse extrême.

Depuis deux jours, on a constaté une polyurie assez considérable.
La quantité d'urine rendue dans les vingt-quatre heures est de deux
litres et demi. Elle ne contient ni sucre, ni albumine. — Elle est
claire.

Pour M. Verneuil, il se produit un travail de desassimilation générale; le néoplasme, soumis aux mêmes lois que les tissus normaux,
maigrit comme le reste du corps.

30 *Avril*. — État général meilleur. La malade sourit volontiers. A
droite, excavation avec quelques vestiges de la tumeur qui continue de
se détruire. La portion de gauche s'est encore affaissée. L'appétit est
bon ; la malade se lève dans la journée.

3 *Mai*. — Douleur occupant toute la moitié gauche de la face et du
crâne, surtout le front et la tempe. Cette douleur est plus vive le soir.
Néanmoins le sommeil est assez bon. La paupière supérieure gauche
recouvre en grande partie le globe de l'œil qui est toujours légèrement
dévié en dehors. En outre, il est un peu projeté en avant. La sensibilité de la conjonctive n'est pas altérée. Lorsqu'on recommande à la
malade d'ouvrir largement les yeux, on voit la paupière paralysée se
relever à demi, jusqu'à une certaine limite qu'elle ne peut franchir.

La quantité d'urine rendue est toujours de deux litres et demi.

6 *Mai*. — La douleur de tête est devenue plus violente. Eugénie V...
se laisse aller au découragement. (On applique une mouche derrière
l'oreille gauche).

7 *Mai*. — Le petit vésicatoire n'a produit aucune amélioration ; la
malade a énormément souffert l'après-midi d'hier et cette nuit. D'une
heure à quatre le sommeil a été impossible, après quoi est survenu
un temps de repos

Actuellement (dix heures du matin), la douleur est très-vive ; la malade pleure et cherche à atténuer ses souffrances en appuyant fortement son mouchoir sur le côté gauche du crâne. Le côté correspondant de la face est animé et la paupière est encore plus abaissée que les jours précédents. Par la bouche et par le nez s'écoulent, avec une assez grande abondance, des mucosités filantes et incolores.

Néanmoins, en aucun point la douleur n'est accrue par les excitations tactiles. L'œil n'est pas douloureux. Ni douleur ni engourdissement dans les membres. L'appétit est conservé. La quantité d'urine rendue est toujours la même.

8 *mai.* — La douleur ne s'est atténuée qu'hier soir à six heures et a permis le sommeil jusqu'à onze. Néanmoins la malade est restée une grande partie de la nuit sans dormir, et ce matin elle se plaint d'avoir tout le côté gauche de la tête comme engourdi. (Elle refuse de se laisser pratiquer une injection de morphine.)

14 *mai.* — Elle écrit : « *Depuis trois ou quatre jours je ne suis plus sourde.* » Elle a plus d'entrain. — Se lève une grande partie de la journée. L'appétit est toujours bon. La respiration s'effectue assez bien par les voies supérieures et la malade peut parler à voix basse, de manière à se faire parfaitement comprendre, lorsqu'elle bouche avec le doigt l'orifice extérieur de la canule, que, du reste, M. Verneuil ne voit aucun inconvénient à lui laisser encore quelque temps.

Néanmoins, la langue est encore déviée à gauche, quand elle est projetée hors de la bouche. La chute de la paupière est complète ; il y a de l'épiphora et une dilatation marquée de la pupille. Les ganglions sous-maxillaires du côté correspondant sont un peu plus tuméfiés que les jours précédents.

16 *mai.* — On voit toujours les bourgeons dans l'arrière-gorge. La tumeur est aussi étendue, mais moins proéminente qu'autrefois. Au toucher, elle est dure comme du tissu fibreux.

18 *mai.* — La plaie de la trachée est rétrécie par de forts bourgeons charnus qui entourent toute la partie extérieure de la canule. Celle-ci a été enlevée, comme d'habitude, pour être nettoyée, mais son introduction a été douloureuse et a occasionné un petit écoulement de sang.

3 *juin.* — La malade se plaint toujours de douleurs dans le côté gauche des mâchoires. Les ganglions sous-maxillaires sont plus tuméfiés que les jours derniers. En portant le doigt dans l'arrière-gorge, on sent que la tumeur est toujours dure et repullule, car elle recommence à toucher les bords du voile du palais.

Toutefois la malade a de l'embonpoint. — L'appétit est excellent, ainsi que le sommeil.

(Cataplasmes sur la joue gauche.)

12 *juin*. — La malade a craché hier plusieurs petits fragments noirâtres. On aperçoit dans l'arrière-gorge une portion de la tumeur sphacelée qui proémine dans la cavité buccale. — Elle a un aspect grisverdâtre. M. Verneuil pense qu'on pourra intervenir de nouveau, plus tard, en malaxant avec des pinces ce qui reste de la masse morbide.

13 *juin*. — On retire avec des pinces un fragment putrilagineux, de la grosseur du petit doigt, qui s'avançait sur la base de la langue.

18 *juin*. — Les ganglions sous-maxillaires sont toujours notablement gonflés. — Au toucher, la tumeur est dure comme du bois, surtout à sa partie inférieure.

29 *juin*. — La malade ayant demandé plusieurs fois à être débarrassée de sa canule, M. Verneuil lui enlève aujourd'hui. La plaie a un aspect satisfaisant. Elle a absolument le diamètre de la canule. (Pansement avec de la mousseline phéniquée.)

23 *juin*. — Des bourgeons rosés rétrécissent la plaie à vue d'œil.

25 *juin*. — La plaie est à peu près fermée. — La malade sort aujourd'hui de l'hôpital, sur sa demande et contre l'avis formel de M. Verneuil[1].

Réflexions. — Les résultats de cette observation ne viennent-ils pas sanctionner la juste valeur de la trachéotomie en pareil cas ? *Simplicité, sécurité, efficacité*, ces trois conditions qu'on est en droit de demander à toute opération préliminaire ne les trouvons-nous pas réunies ici ?

Récemment dans une de ses leçons, M. Verneuil nous

---

1. Les contradicteurs de M. Verneuil ont reproché au thermo-cautère de déterminer des eschares larges et profondes auxquelles succèderait une perte de substance très-étendue d'une réelle gravité, suivie elle-même de cicatrices horribles et d'accidents du côté de la trachée. On peut voir, d'après notre observation, si un seul de ces inconvénients s'est montré. Chez notre malade, trois jours après l'ablation de la canule la cicatrisation était presque complète et tout porte à croire que la trace qui en résultera sera insignifiante.

disait : « Au fur et à mesure que les opérations deviennent plus faciles, plus innocentes et que le traitement dirigé contre l'affection devient plus efficace, les chirurgiens modernes sont rendus plus hardis et avec des instruments perfectionnés pratiquent des opérations autrefois réputées redoutables. » Sans comparer, comme on l'a fait, la trachéotomie à une saignée ordinaire nous pensons cependant que cette opération est aujourd'hui moyennement dangereuse surtout chez les adultes. Autrefois, on taxait de téméraires ou tout au moins de hardis les chirurgiens qui osaient la pratiquer. Les choses sont bien changées et un fait est pour beaucoup dans la question, c'est l'usage de l'excellent appareil du docteur Paquelin qui se vulgarise de plus en plus chaque jour.

Notre maître qui fait si fréquemment usage du calorique dans le cours ou pour l'exécution de ses opérations, et qui a été un des premiers à préconiser la trachéotomie au fer rouge ne cesse d'en faire l'éloge à chaque occasion qui se présente. Aussi, nombre de personnes qui n'avaient jusque-là considéré cette opération que comme un procédé d'exception, reviennent-elles chaque jour de leurs préventions et commencent à employer cette nouvelle méthode.

En ce |qui nous concerne, il est certain que jamais il ne nous avait été donné de voir une trachéotomie plus simple, plus dépourvue d'incident quelconque ; hémostase presque absolue, exécution rapide (puisque en moins d'une minute l'opération était achevée), que souhaiter de mieux ?

Tout le monde, il est vrai, ne saurait avoir le même sang froid ni cette parfaite habileté de main du chirurgien dela Pitié qui, suivant le mot heureux de M. de Saint-Germain, *ouvre la trachee comme un abcès*, néanmoins nous pensons que grâce au thermo-cautère, tout praticien tant soit peu exercé, doit pouvoir exécuter cette opération avec précision et aisance. Sans doute, durant son cours, il pourra y avoir des moments émouvants et critiques, mais de la présence d'esprit surmonte ces difficultés.

Chez notre malade, la trachéotomie nous a, en outre, permis de pratiquer ultérieurement la chloroformisation, ainsi d'ailleurs que la physiologie l'avait démontré. Sans la trachéotomie, les difficultés auraient été sérieuses comme du reste dans toute extirpation de tumeur pharygienne volumineuse et descendant très-bas ; sans cet adjuvant précieux l'opération eut été bien longue et bien laborieuse. A moins de n'obtenir qu'un résultat des plus insuffisants, il eût fallu de toute nécessité, ou continuer les inhalations pendant les manœuvres opératoires, chose à peu près impossible, ou interrompre plusieurs fois l'opération pour donner de nouveau du chloroforme, ce qui l'eût rendue interminable.

De plus, comme on l'a vu, tandis que la première fois, après vingt-cinq minutes de persévérance, on n'avait pu obtenir la moindre apparence de résolution, si courte qu'elle fût, à cause du passage étroit qui existait entre la face inférieure de la tumeur et la base de la langue, avant de procéder à l'opération fondamentale, au contraire, l'insensibilité survint en moins de deux minutes sans amener le moindre accident. la moindre réaction, le moindre effort de toux

Dans une opération de laryngotomie pratiquée en

1868 par le professeur Dolbeau [1], l'anesthésie ayant eu lieu par la canule trachéale, on n'observa pas non plus la période d'excitation : une foule d'autres observations confirment ce fait intéressant.

Claude Bernard avait déjà noté dans ses *Leçons sur les anesthésiques* [2] que si on ouvre la trachée-artère sur un chien et que par là on pratique la chloroformisation pourvu que l'opération soit faite lentement, on ne voit pas se produire les phénomènes spasmodiques qui marquent la période d'excitation au début de l'anesthésie par la bouche et le nez. En outre, le sang reste rutilant. Si ce procédé n'exigeait pas la trachéotomie, dit Claude Bernard, ce serait le meilleur.

Les mêmes phénomènes furent constatés par M. le professeur Paul Bert. Ils tiennent à ce fait que la trachée, au-dessous du larynx, est fort peu sensible. Aussi, un corps étranger ne produit cette vive irritation qui amène l'acte réflexe connu sous le nom de toux, que lorsqu'il siége au niveau de la glotte ou du vestibule de la glotte, c'est-à-dire, dans la région innervée par le nerf laryngé supérieur.

En troisième lieu, bien que l'écoulement sanguin ait été minime chez notre malade et qu'en définitive on n'ait fait qu'exécuter un grattage de la tumeur, il eût été impossible de mener à bonne fin l'opération sans la soupape de sûreté adaptée à la trachée. Si le sang, par son abondance, eût menacé de pénétrer dans les voies aériennes, il eut été facile de soustraire la malade à ce danger en

1. Planchon *Thèse de Paris*. 1869.
2. P. 53–95.

Redon   5

pratiquant le tamponnement du pharynx, à l'aide d'un morceau de toile ou d'amadou.

Maladies de la langue — La trachéotomie préalable qui nous paraît indiquée dans les cas de tumeurs volumineuses de la base de la langue, n'a pas été pratiquée que nous sachions. Comme nous le disions plus haut, la meilleure méthode que nous possédions pour l'ablation de ces tumeurs, est à coup sûr l'écrasement linéaire, or, elle est parfois accompagnée d'hémorrhagies silencieuses, redoutables. Dans ces conditions la trachéotomie ne serait-elle pas utile ?

Maladies des mâchoires. — C'est surtout dans la résection des maxillaires que la trachéotomie préventive a été pratiquée. Dans des cas donnés elle parait absolument indiquée: saisir cette indication est le point capital. Gardons nous donc d'ériger en règle absolue une opération de cette nature. Dans bien des cas, il faut le dire, la trachéotomie viendrait compliquer inutilement l'opération principale, c'est alors qu'on doit préférer les moyens simples et faciles dont l'idée et l'application appartiennent à M. Verneuil, et dont nous avons parlé plus haut.

Dans les archives de Langenbeck [1] nous trouvous rapportée une opération de Billroth pendant laquelle «*la patiente mourut trois fois et fut trois fois rappelée à la vie*» grâce à une ouverture pratiquée à la trachée.

Voici cette observation résumée d'après une traduction que M. Frétin a eu l'obligeance de nous faire.

1. (Loc. cit. p. 108).

OBSERVATION XLIII.

Femme de 48 ans. — Ostéo-fibrome de la partie moyenne de la machoire supérieure. — 4 février 1867, anesthésie suivant la méthode ordinaire. — Ablation de la tumeur à l'aide d'une pince. — Hémorrhagie abondante. — On fait tenir la tête de la malade penchée en avant afin d'éviter l'écoulement de sang dans le pharynx et le larynx. — La malade cesse de respirer. — Application d'une éponge sur la plaie. — Un tube est introduit dans la trachée, mais l'air ne peut pénétrer dans les poumons, des caillots sanguins venant obstruer l'instrument. — La respiration ne revient pas. Trachéotomie. On retire un caillot de sang qui devait avoir pénétré jusqu'à la bifurcation des bronches. — Insufflation d'air. — Les mouvements respiratoires se montrent. — Ablation de l'éponge appliquée sur la plaie. Seconde hémorrhagie. — Vains essais de tamponnement, avec de la charpie imprégnée de perchlorure de fer. — Arrêt de la respiration. — Nouvelles tentatives pour ranimer la malade. Ablation des caillots sanguins. — Insufflations. — On réussit encore une fois à rappeler la patiente à la vie, mais l'hémorrhagie continue. — Compresses d'eau sur le sommet de la tête. L'hémorrhagie ne cessa que lorsqu'on eut cautérisé au fer rouge toute la surface de la plaie. — Pendant ce temps, la malade fut encore menacée de suffocation. La respiration se rétablit cependant plus vite que les autres fois, — La malade ne revint a elle que quatre heures après l'opération. Affaiblissement du murmure respiratoire à droite et en bas. — Le 3[c] jour amendement des phénomènes subjectifs. — Le 13° jour — Mort.

Depuis cette époque la trachéotomie a été préconisée et pratiquée un certain nombre de fois avant la résection des maxillaires : Nussbaum [1], de Munich, commença à la préconiser chaudement. Dans l'observation succincte qu'il rapporte il est difficile de se rendre compte de l'opportunité de l'opération préliminaire. Si sa conduite lui a été imposée par des conditions spéciales ; il aurait pu le spécifier.

1. (*Bayer arztl. Intell. Bl.* 1869, Nr, 47).

Observation XLIV.

(loc. cit.)

Jeune fille de vingt ans. — Sarcome du maxillaire supérieur. — Hémorrhagies. — Menaces de suffocation. — Chloroformisation. — Trachéotomie. — Continuation de l'anesthésie par l'orifice de la canule. — Tamponnement du pharynx avec de la toile. — Ablation du maxilaire. — Réunion de la plaie du cou. — La malade respire de nouveau par le nez et la bouche.

Nous avons vu plus haut MM. Underhill, Baker et Ratton faire précéder l'ablatation de tumeurs pharyngiennes, de la résection du maxillaire supérieur après bronchotomie.

M. S. Pilcher, des États-Unis, a préconisé également cette opération préliminaire[1].

Voici deux autres observations :

Observation XLVI.

(Schœnborn. — *Berliner Klinis che Wochenschrift*, 1872, n° 36).

Homme de trente-six ans. — Tumeur de la joue. — Chloroformisation. Trachéotomie. — Continuation de l'anesthésie au moyen de l'appareil de Trendelenburg. — Malgré le tampon, introduction du sang dans la trachée. — Il est rejeté par la canule. Tamponnement du pharynx avec de la ouate. — Arrêt de l'hémorrhagie. La canule est retirée vingt-quatre heures après l'opération. — Guérison au bout de vingt jours.

Observation XLVII

Simon (*Archiv. f. Klin. Chir. Bd.* 19, p. 728).

Homme de 44 ans. — Epithélioma des deux maxillaires. — Trachéotomie. — Chloroformisation. — Ablation des deux maxillaires su-

1. (*New-York med. Record*, 20 nov. 1875.)

périeurs. — Hémorrhagie *assez abondante*. Durée de l'opération, quatre heures. — 80 points de suture. Au bout de huit jours le malade avalait des aliments solides. — Ablation de la canule. — Mort par épuisement, sept mois après l'opération.

Extirpation du larynx. — Nous ne pouvons mieux terminer notre travail qu'en parlant des avantages de la trachéotomie avant l'extirpation du larynx. C'est surtout pour cette opération hardie que des appareils à chloroformisation spéciaux ont été employés; leur description trouve ici leur place.

C'est en 1870 que nous voyons la trachéotomie préliminaire préconisée pour la première fois par Czerny dans un travail lu au congrès chirurgical allemand. Des expériences furent faites chez des chiens et le mémoire établi d'une manière positive que non-seulement l'extirpation complète du larynx est possible, mais encore que quand elle est faite avec soin elle ne compromet pas immédiatement la vie des animaux.

Ici la trachéotomie fut préconisée par le chirurgien dans le simple but de provoquer des adhérences de la trachée avec la peau, et d'empêcher par là l'asphyxie qui peut provenir du déplacement des parties une fois le larynx enlevé. Heureusement que les avantages de la trachéotomie ne devaient pas se borner à ce seul résultat.

Czerny crut à la possibilité de l'extirpation du larynx chez l'homme et cette opération ne devait pas tarder à passer dans la pratique journalière. Les chirurgiens allemands, qui jusqu'alors n'avaient pas eu pour principe de laisser le cancer du larynx sans intervenir, le bistouri à la main, ne reculèrent plus désormais devant les difficultés. Grâce au perfectionnement des instruments, grâce surtout à l'invention de leur trop fameuse canule, l'extirpation du larynx devint chez eux une opération presque fréquente. Leur témérité jouit quelquefois des faveurs de la fortune.

Dans les premiers cas d'extirpation du larynx on ne trachéotomisa les malades (assez longtemps parfois avant l'opération définitive) que dans le but de combattre l'asphyxie imminente. — On n'eut point à le regretter, car grâce à la trachéotomie, l'anesthésie facile à produire, comme nous l'avons vu, put être entretenue pendant toute la durée de l'opération et le tamponnement de la trachée fut pratiqué par la méthode de Trendelenburg.

Le premier inconvénient de ce tamponnement a été signalé par Moritz Schmidt [1] qui reprocha à la trachéotomie préalable de créer autour de l'organe un nouveau tissu dont la section peut induire en erreur le chirurgien. Les avantages de l'adhérence de la trachée sont-il aussi incontestables, que l'a avancé Czerny? Nous ne le pensons pas. Après sa section, cet organe effectue quand même un mouvement de descente proportionné aux changements subis par les tissus voisins. Les deux observations de Maas en sont une preuve.

Si la trachéotomie préliminaire est nécessaire pour l'extirpation totale du larynx, c'est surtout au point de vue de l'anesthésie, et du tamponnement de la trachée.

La trachéotomie a été pratiquée ou au moment de l'extirpation du larynx ou un certain nombre de jours avant. Dans ce dernier cas, quand le malade est habitué à respirer par la canule on remplace cette dernière par la canule

---

1. (*Arch. f. Klin. Chirurgie*, vol. XVIII, fasc. 1, p. 189).

tampon de Trendelenburg. Quelque mots sur cet appareil trouvent donc ici leur place.

Avant Trendelenburg, Below avait prétendu que l'on pouvait, après la trachéotomie, introduire au-dessus de la canule un ballon de caoutchouc pourvu d'un pédicule, en sorte que, si le ballon vient à être gonflé d'air il bouche complètement la partie du canal aérien comprise entre la canule et la corde vocale, mettant ainsi un obstacle absolu à l'introduction du sang dans les voies respiratoires.

Cet appareil avait un inconvénient; le ballon en s'introduisant entre les cordes vocales amenait une irritation et des efforts de toux convulsive.

L'appareil de Trendelenburg consiste en une canule autour de la partie verticale de laquelle est fixé un tampon de caoutchouc de forme annulaire. Ce tampon est creux et peut être gonflé d'air au moyen d'un petit tuyau qui fait communiquer l'extérieur avec sa cavité. Quand la canule est dans la trachée, le tampon élastique insufflé l'entoure comme un bourrelet épais et il obstrue complétement l'espace compris entre la canule et la paroi trachéale. Afin de pouvoir en même temps pratiquer l'anesthésie, le tube respirateur se termine par un entonnoir sur l'ouverture duquel est tendue à distance, une toile sur laquelle on verse le chloroforme.

Billroth rejette complétement le tamponnement et Bottini [1], tout en reconnaissant que pendant l'extirpation du larynx « une véritable tempête de sang jaillit de toutes parts », qu'en s'infiltrant le long des voies respiratoires

1. (*Giornale della reale Ac. di Medic di Torino*, 38ᵉ année, nᵒ 14, 20 mai).

ce sang va faire naître « un danger imminent de suffocation » auquel le patient sera forcé de se soustraire par des efforts de toux qui suspendront la marche de la respiration et provoqueront un redoublement d'hémorrhagie, Bottini, disons-nous, ne trouve pas non plus d'avantage particulier dans l'emploi de l'appareil de Trendelenburg. « Si le sac à air se distend comme il faut, dit-il en note, il peut aussi distendre trop la lumière de la trachée, et le malade ne peut plus supporter l'instrument. Si, au contraire, la vessie se réduit assez pour être tolérée, le sang trouve un espace suffisant pour s'insinuer dans les voies respiratoires, augmentant ainsi les dangers que l'on voulait éviter. »

Heine, Schœnborn, Maas et Langenbeck sont loin de partager l'opinion du chirurgien de Novare; pour eux, le tamponnement est le seul moyen de conjurer les dangers de l'extirpation du larynx. En outre, le tamponnement préserve les voies aériennes non seulement pendant l'opération, mais encore un certain temps après, pendant la période de suppuration, en s'opposant à tout écoulement de liquide putride.

Dans un cas de laryngotomie, M. Fournié fit construire pour tamponner la trachée une canule dont l'enveloppe extérieure présentait un grand orifice en regard de la cavité laryngienne tandis que la canule intérieure ne présentait aucune solution de continuité. L'intention de ce chirurgien était de tamponner la partie inférieure du larynx en introduisant un morceau d'éponge préparée à travers l'orifice de la canule extérieure, et de maintenir ce tamponnement par le seul fait de la mise en place de la canule extérieure.

Voici pour terminer une observation d'extirpation du larynx par Foulis dans laquelle il n'y eut pas d'accident, et cependant on ne se servit pas de l'appareil de Trendelenburg.

OBSERVATION XLVII.

(The Lancet vol. II, p. 530, 1877).

Homme de vingt-huit ans. — Sarcome de la corde vocale gauche. 19 *mai* 1876. — Laryngotomie médiane ; ablation de la tumeur. — Récidive.

16 *avril* 1877. — Nouvelle laryngotomie. — Excision de la tumeur. — Cautérisation au fer rouge. — Sutures métalliques. — Récidive.

10 *septembre* 1877. — Dyspnée extrême. — Incision médiane de l'os hyoïde à 2 centimètres au-dessous du cricoïde. Dissection des parties molles qu'on détache des cartilages en évitant d'ouvrir les voies respiratoires. — La trachée est attirée en avant avec une érigne. — Elle est détachée du larynx au niveau du deuxième cartilage et l'on introduit aussitôt dans sa cavité un tube en forme de syphon, qui a le double avantage de pousser l'air à distance et de s'opposer à toute pénétration du sang dans les voies respiratoires. — Le larynx fut détaché du pharynx. — Suture de la trachée aux lèvres de la plaie. — Pas d'accident. — Cicatrisation rapide. On put appliquer bientôt le larynx de Gussenbauer.

Nous croyons avoir exposé les principales indications de la bronchotomie préliminaire, passé en revue les diverses affections pour le traitement chirurgical desquelles soit seule, soit unie au tamponnement des voies aériennes elle est venue seconder plus ou moins heureusement l'opérateur.

Il nous resterait à tirer les conclusions de notre travail, mais nous ne saurions citer toutes celles qui découlent des observations rapportées sans nous exposer à des redites nombreuses; aussi, nous bornerons-nous aux faits les plus importants.

Nos recherches nous ont démontré que dans cette question de la bronchotomie préliminaire, les Allemands ont bien peu à revendiquer.

B. Bell, à la fin du dernier siècle, a recommandé de fendre la membrane crico-thyroïdienne, avant d'opérer les polypes volumineux implantés à la partie supérieure du pharynx et descendant jusqu'à l'épiglotte.

En 1844, Ehrmann conseille d'inciser préalablement la trachée et le cartilage cricoïde, afin que le malade puisse respirer et supporter plus facilement l'ablation des polypes.

A peu près à la même époque, Blandin fit la trachéotomie pour éviter la mort par suffocation à la suite de la chute du sang dans le tube aérien pendant l'opération d'un polype du pharynx.

— Dans les plaies du larynx avec hémorrhagie, l'établissement immédiat d'une canule dans la trachée, permet de s'occuper sans aucun trouble, de la recherche et de la ligature des artères ouvertes ; elle permet aussi de faire la suture des cartilages.

— Pour les corps étrangers des voies aériennes, il fau recourir d'emblée à la trachéotomie, car pendant l'extraction de ces corps, il peut survenir de nombreuses causes de suffocation. — L'ouverture de la trachée permettra quelquefois de refouler ces corps dans le pharynx.

— La trachéotomie est *utile*, surtout avant l'opération des polypes du larynx. On ne doit pas attendre pour la pratiquer, que l'asphyxie soit devenue imminente. La même opération est *indispensable* quand on fait l'extirpation des polypes par l'anse galvanique qui détermine presque toujours un spasme de la glotte.

— Grâce à une trachéotomie antérieure, certains rétrécissements ont pu être heureusement dilatés et surtout sectionnés.

— Dans le goître, une canule à demeure est le seul remède toujours efficace ; elle s'oppose à la dépression de la trachée ramollie, cause habituelle de la mort, pendant ou après l'opération de l'extirpation de la glande.

— Sous l'influence de la ligature, certains polypes du pharynx, produisent l'asphyxie en augmentant brusquement de volume. Dans un cas, la trachéotomie permit d'extraire une de ces tumeurs qui aurait infailliblement amené la mort.

— Quand il opère sur la cavité buccale, les fosses nasales et le pharynx, le chirurgien doit craindre de voir pénétrer le sang dans l'arrière gorge et la trachée. — La bronchotomie suivie du tamponnement du pharynx, évite ce danger et permet de chloroformiser le malade sans période d'excitation.

Toutefois cette opération n'est pas absolument indispensable dans toutes les tumeurs du pharynx. Les polypes sont de celles qui donnent le plus de sang.

— La trachéotomie préalable serait indiquée dans les tumeurs volumineuses de la base de la langue, car les applications de l'écraseur linéaire le meilleur instrument que nous possédions sont quelquefois suivies d'hémorrhagies silencieuses redoutables.

— Pour la résection des maxillaires, dans la plupart des cas on doit préférer à la bronchotomie préliminaire et à la canule tampon les procédés si simples de M. Verneuil.

— Pour la résection du larynx, la trachéotomie préventive est de toute nécessité. — Le tamponnement de la trachée devra être soigneusement fait et ne devra être enlevé qu'après la guérison, à moins de complications.

Paris. — Typographie Parent, 31, rue Monsieur-le-Prince.

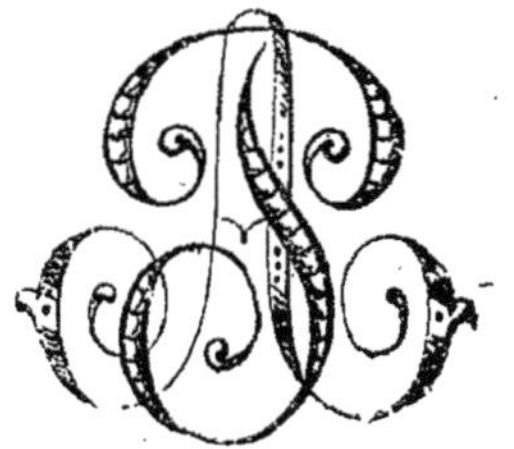